人工合成抗菌药不良反应分析与处理

张建平　宋涛　楚溪◎主编

U0364674

中国纺织出版社有限公司

内 容 提 要

人工合成抗菌药包括喹诺酮类、磺胺类和硝基呋喃类等抗菌药物。随着人工合成抗菌药使用的增多，滥用现象也日渐严重，导致各种不良反应的发生，细菌耐药性的增加，危害的日渐显著。本书分别论述了各类人工合成抗菌药物的作用机制、临床应用、耐药性、不良反应及不良反应具体病例的分析和处理措施。本书内容丰富，资料新颖，实用性强，收集了数百例不同类型的不良反应病案信息，可供临床医生、药学、护理等医务人员在临床实践中使用，也可作为药理学、临床药理学辅助教材，供医药专业本科生、研究生学习之用。

图书在版编目(CIP)数据

人工合成抗菌药不良反应分析与处理／张建平,宋涛,楚溪主编. --北京：中国纺织出版社有限公司，2019.12

ISBN 978-7-5180-6301-7

Ⅰ.①人… Ⅱ.①张… ②宋… ③楚… Ⅲ.①人工合成—抗感染药—副反应—研究 Ⅳ.①R978

中国版本图书馆 CIP 数据核字(2019)第 119973 号

策划编辑:武洋洋　　　　　责任校对:朝雪丽
责任设计:王　斌　　　　　责任印制:储志伟

中国纺织出版社有限公司出版发行
地址:北京市朝阳区百子湾东里 A407 号楼　邮政编码:100124
销售电话:010—67004422　传真:010—87155801
http://www.c-textilep.com
E-mail:faxing@c-textilep.com
官方微博 http://weibo.com/21198877771
三河市延风印装有限公司印刷　各地新华书店经销
2019 年 12 月第 1 版第 1 次印刷
开本:710×1000　1/16　印张:9.5
字数:150 千字　定价:49.00 元

凡购本书,如有缺页、倒页、脱页,由本社图书营销中心调换

编 委 会

主　编：张建平　宋　涛　楚　溪
副主编：郑玉光　韩　雪　张园园

前　言

　　人工合成抗菌药是一种对病原菌具有抑制和杀灭作用，可防治感染性疾病的化学合成药物。主要包括喹诺酮类药物、磺胺类药物以及甲氧苄啶、硝基咪唑、硝基呋喃类等。人工合成抗菌药发展速度很快，上市品种繁多，临床应用相当普遍。临床上在应用各种人工合成抗菌药物时，除了考虑充分利用其治疗作用外，还应全面关注其安全性。本书通过对人工合成抗菌药物的作用机制以及不良反应的表现、发生原因的分析，对人工合成抗菌药物的应用和安全性做出了评价。

　　编者通过搜集整理有关医学文献，走访工作在临床与药学一线的专家学者，结合多年来的医院工作经验，编写了《人工合成抗菌药不良反应分析与处理》一书。本书分别讨论了包括喹诺酮类药物、磺胺类药物及其他人工合成抗菌药的药理作用机制、临床应用、不良反应及不良反应具体病例的分析和处理措施。为广大医药工作者更好地了解药物的不良反应和防治措施、提高治愈率、降低和避免医疗差错的发生提供参考。对合理用药，预防、治疗药物不良反应，以及避免医疗纠纷，都有重要的参考价值。

作者

2019 年 8 月

目 录

第一章　喹诺酮类抗菌药物

第一节　概述

喹诺酮类（quinolones）抗菌药是指人工合成的含有 4 – 喹诺酮母核的一类抗菌药物，其中氟喹诺酮（fluoroquinolone）已逐渐成为该类药物的主流。自从 1962 年，美国 Sterling-Winthrop 研究所 Lesher 报道了第一代喹诺酮类药物——萘啶酸（nalidixic acid）以来，这类药物近几十年来取得了飞跃进展，某些新一代喹诺酮的抗菌作用和疗效可与第三代头孢菌素媲美。

第一代喹诺酮类药物（20 世纪 60 年代初）以萘啶酸为代表，包括：萘啶酸、噁喹酸、吡咯酸。萘啶酸因其抗菌谱窄，作用时间短，对少部分革兰氏阴性菌有抗菌作用，对中枢副作用较大，极易形成耐药性，现已被淘汰。

第二代喹诺酮类药物（20 世纪 60 年代末至 70 年代末）以 70 年代的吡哌酸（pipemidic acid）和西诺沙星（cinoxacin）为代表，包括：奥索利酸、西诺沙星、吡哌酸、吡咯米酸。在第一代基础上在 7 位引入哌嗪基团，抗菌谱由革兰氏阴性菌扩大到部分革兰氏阳性菌，且对铜绿假单细胞有效，抗菌活性也有提高，但血药浓度低，药物以原形从尿排出，仅限于治疗肠道和尿路感染，现已少用。

第三代喹诺酮抗菌药（20 世纪 80 年代以后）：为在喹诺酮的 6 位引入氟原子，并在侧链上引入哌嗪环或甲基噁唑环，即氟喹诺酮类药物，不仅具有良好的组织渗透性，而且吸收、分布代谢状况及药代动力学参数比前两代好，不良反应少，特别是对铜绿假单细胞抗菌作用比氨基糖苷类药物强，具有较长的半衰期，而且抗菌谱扩大到革兰氏阳性球菌、衣原体、支原体、军团菌及分枝杆菌，抗菌活性也明显增强。第三代喹诺酮类药物按照药物中所含氟基团的数量可分三类：

（1）单氟化物：诺氟沙星（氟哌酸）、环丙沙星、依诺沙星、氧氟沙星、氨氟沙星、恩诺沙星、培氟沙星、芦氟沙星、左氧氟沙星等；

（2）双氟化物：洛美沙星、司帕沙星等；

（3）三氟化物：氟罗沙星、托氟沙星等。

第三代喹诺酮类药物在结构上的共同特征是萘啶环的 6 位处引入了氟

原子，7位上都连有哌嗪环，因而又统称氟喹诺酮类。并因此结构提高了抗菌活性，增宽了抗菌谱，而且使用方便，成本低廉，疗效显著，不良反应小，几乎适用于临床常见的各种细菌感染性疾病。按国际非专用药名（INN）命名原则，对该类新药均采用"‒oxacin"来定名，以表示它们在药理方面的相似性及组群关系，该构词成分在我国音译为"沙星"。

第四代产生于90年代，除保持6位氟取代外，于5位或8位引入氨基或甲基及甲氧基的衍生物，使光敏感反应降低，不良反应更小，抗菌谱扩大，药代动力学得到改善，对革兰氏阴性抗菌活性增强，且对革兰氏阳性菌和厌氧菌的活性作用显著，对厌氧菌包括脆弱类杆菌的作用增强，对典型病原体如肺炎支原体、肺炎衣原体、军团菌以及结合分支菌也有作用。第四代还有个特殊的名称——"呼吸道喹诺酮类药物"是因为其对目前耐药性最严重的肺炎链球菌有非常好的疗效而得名。新喹诺酮的研究是以改善微生物特性为靶标的：①增加抗炎球菌的活性；②增强抗革兰氏阳性球菌的活性；③增强抗葡萄球菌的活性，特别是耐甲氧西林金黄色葡萄球菌（MRSA）；④增强抗厌氧菌的活性；⑤增强抗耐环丙沙星和氧氟沙星菌的活性；⑥增强抗革兰氏阴性菌的活性；⑦降低耐药性出现率。

利用各项药代动力学参数，对各种性质相似的同类药物的体内过程和药理作用进行定量比较，对临床选择用药及新抗生素的筛选具有重要价值。第三、四代喹诺酮类药物与第一、二代喹诺酮类药物相比，具有良好的药代动力学特征，口服给药的生物利用度高、半衰期较长、血药浓度较高、组织分布广，从而扩大了临床适应证，适用于多系统的感染。同时，由于它们具有良好的耐受性，口服应用方便，又适用于慢性感染的长疗程治疗。

抗生素后效应（PAE）系指抗菌药物与靶微生物短暂接触，当药物清除后病原微生物仍受到持续抑制的现象。传统观念认为：药物要达到抗菌作用必须达到并维持有效血药浓度，并根据药物敏感实验、血药浓度、$t_{1/2}$清除率及组织分布等药代动力学参数来确定给药剂量和给药时间，并且强调只有血药浓度 > MIC（最小抑菌浓度）才能呈现抑菌作用。

用 AUC24h/MIC（AUC 为药时曲线下面积）比值与 PAE 作为预测喹诺酮类药物抗菌作用的药效学参数是比较适用和合理的，除此之外，还有如抗生素的杀菌活性、亚抑菌作用和首次暴露作用，如抗生素后促白细胞（PALF）效应学说等，提示了当某些高浓度抗菌药物与细菌接触后，由于噬菌体的形态发生了改变，从而更容易被机体的吞噬细胞识别和杀伤。这些研究的成果，无疑将成为今后指导抗菌药物临床应用的理论依据。近年来，新的喹诺酮品种不断上市，临床应用十分广泛，但是不合理使用现象也异常突出，造成了许多菌株的耐药性。因此，在临床应用过程中，必须充分考虑每种药物的药代动力学特征，注意联合用药的合理性，并根据PAE 设计合理的给药方案，从而提高疗效、降低不良反应。

目前常用的喹诺酮类药物有：①诺氟沙星；②环丙沙星；③氧氟沙星；④左氧氟沙星；⑤洛美沙星；⑥氟罗沙星；⑦莫西沙星；⑧吉米沙星；⑨克林沙星；⑩加替沙星；⑪格帕沙星；⑫曲伐沙星。

第二节　药理作用和机制

第三、四代喹诺酮类产品的药理学作用可归纳为以下 4 点：

（1）抗菌谱广，抗菌活性强：对革兰氏阳性需氧菌的作用明显增强，对革兰氏阴性杆菌包括铜绿假单细胞菌在内有强大的杀菌作用，对金黄色葡萄球菌及产酶金黄色葡萄球菌也有良好抗菌作用；某些品种对结核杆菌、支原体、衣原体及厌氧菌也有作用。

（2）药代动力学特性好：多数品种吸收迅速而完全，体内分布广，组织体液浓度高，可达有效抑菌或杀菌水平；血浆半衰期相对较长，大多为3 ~ 7h以上，近年研发的新药半衰期延长到15h。

（3）临床应用广泛：适用于敏感病原菌所致的呼吸道感染、尿路感染、前列腺炎、淋病及革兰氏阴性杆菌所致各种感染，骨、关节、皮肤软组织感染。

（4）不良反应少，大多轻微，常见的有恶心、呕吐、食欲减退、皮疹、头痛、眩晕等。有些喹诺酮类药物可出现光敏感性皮炎和骨关节病。

喹诺酮类药物的抗菌机制：

喹诺酮类药物的主要靶点为细菌的两种 Ⅱ 型拓扑异构酶。在原核生物中，Ⅱ 型拓扑异构酶通过引入负超螺旋来实现对 DNA 拓扑结构的调节。除了古菌的拓扑异构酶Ⅳ外，其他 Ⅱ 型拓扑异构酶都属于 ⅡA 型拓扑异构酶，在一级结构和蛋白结构上都具有较高的同源性，但功能却差异颇大。细菌基因组通常编码两种 ⅡA 型拓扑异构酶：DNA 解旋酶（DNA gyrase）和拓扑异构酶 Ⅳ（topoisomerase Ⅳ）。DNA 解旋酶的功能是松弛复制叉中的DNA，而拓扑异构酶Ⅳ主要介导子代染色体的分离。结核分枝杆菌（Mycobacterium tuberculosis）基因组只编码一个 Ⅱ 型拓扑异构酶——DNA 解旋酶。除了具备其他 DNA 解旋酶的功能外，它还具备其他拓扑异构酶Ⅳ的功能：断裂 DNA 以及解离子代染色体。DNA 解旋酶和拓扑异构酶Ⅳ各自包含了 2 个亚基（DNA 解旋酶包括 Gyr A 和 Gyr B，拓扑异构酶 Ⅳ 包含 Par C 和 Par E），形成异源四聚体。亚基 A 包含了 N 端的断裂－再连接结构域和羧基端结构域。亚基 B 包含了 Toprim 和 ATPase 结构域。DNA 解旋酶的活性区域由 Gyr A 的断裂 – 再连接结构域和 Gyr B 的 Toprim 结构域构成。断裂 – 再连接结构域包含了起催化作用的酪氨酸，负责 DNA 双螺旋的断裂和再连接。断裂 – 再连接结构域结合的 DNA 片段，被称为 G 片段，而 N 末端的 ATPase 结构域通过二聚化来结合 ATP，捕获的 DNA 片段被称为 T 片段。T 片段穿过 G 片段中断裂 – 再连接结构域开放形成的缺口，之后 G 片段重新封闭，酶重新形成钳状。喹诺酮类药物主要靶向细菌的两种 II 型拓扑异构酶，通过干扰酶催化反应而杀菌。药物结合到酶 – DNA 二聚体上，稳定共价结合的酶 – 酪氨酰 – DNA 磷脂键，形成的三聚体复合物能够阻止 DNA 复制，导致细胞死亡。

第三节　临床应用

一、泌尿生殖系统感染

喹诺酮类抗菌药多从尿中排出，尿中浓度高于同期血中浓度，故在治疗敏感菌引起的泌尿道感染效果十分理想，广泛用于单纯性或复杂性尿路感染。急慢性细菌性前列腺炎、淋球菌性尿道炎、宫颈炎宜选用经尿排泄较多的氧氟沙星、洛美沙星、伊诺沙星等。金珩等用氧氟沙星 400 ~ 600mg/天，分两次服用，治疗非淋球菌尿道炎有效率达 97%。由于喹诺酮类药物对淋球菌作用强大，故对淋病有很好的治疗作用。左氧氟沙星 200mg/天、氧氟沙星 400mg/天即可产生满意的效果。

二、呼吸道感染

喹诺酮类药物对呼吸道感染的治疗，特别是下呼吸道感染有着令人满意的临床效果。常用于肺炎链球菌、流感嗜血杆菌或他莫拉菌引起的支气管炎和鼻窦炎；也可用于克雷伯菌属、大肠埃希菌和铜绿假单孢菌等革兰氏阴性杆菌和金黄色葡萄球菌所致的肺炎和支气管感染。本类药物可替代大环内酯类抗生素，用于嗜肺军团菌和其他军团菌所致的感染和分枝杆菌感染。氧氟沙星对肺组织的穿透力强，国外文献报道，口服氧氟沙星每日 400mg，分 2 次服用，对呼吸道感染的疗效为 84% ~ 98%，细菌清除率为 85% ~ 97%。左氧氟沙星每日 200mg 的效果优于氧氟沙星，环丙沙星、氟罗沙星、洛美沙星对呼吸道感染亦有很好的效果。

三、胃肠道感染

本类药物对消化道溃疡相关的螺旋杆菌、大肠杆菌、弯曲杆菌、变形杆菌、志贺菌、伤寒沙门菌等敏感菌感染有疗效，常用于细菌性肠炎、菌痢、伤寒、副伤寒、胆道感染等。对细菌性腹泻、重症菌痢，喹诺酮类的治疗效果优于氨基苷类及头孢菌素类抗生素。对胃肠道菌丛及合并幽门螺杆菌的十二指肠溃疡患者，环丙沙星疗效佳，维持时间长。加用西咪替丁，环丙沙星 $1.0 \sim 1.5 g/$天，分 2 次服用，对十二指肠溃疡合并幽门螺杆菌感染的病人有很好的效果（61%）。

四、伤寒、副伤寒的治疗

喹诺酮类药物对伤寒、副伤寒杆菌有很强的作用，以左氧氟沙星为最优。用左氧氟沙星治疗伤寒、副伤寒感染具有疗效确切、退热时间短、不良反应轻的特点。俞氏等用左氧氟沙星治疗伤寒、副伤寒 61 例，每日 400mg，分 2 次服用，临床有效率和细菌清除率都在 100%。对多耐药伤寒、副伤寒和其他全身沙门菌感染的儿童，喹诺酮类具有很高的疗效，优于第三代头孢菌素类抗生素。对 500 例儿童的研究，无关节不良反应现象。

五、结核病的治疗

结核病（Tuberculosis）是由结核分枝杆菌（M-Tuberculosis，MTB）引起的严重危害人体健康的重大传染性疾病之一。从 20 世纪 80 年代开始，耐药 TB 尤其是多耐药 TB 的发病率不断上升以及 TB 与 HIV/AIDS 相结合使 TB 疫情再度上升，成为全球关注的重大卫生问题和社会问题。遗憾的是，近 40 年来，几乎没有新作用机制的抗 TB 药物上市，传统的抗 TB 药物，如异烟肼（Isoniazid，NH）、利福平（Rifampicin，RIP）、链霉素（Streptomycin，SM）、乙胺丁醇（Ethambutol，EMB）和吡嗪酰胺（Pyrazinamide，PZA）等联合用药可使 85% 以上的初治肺结核患者痊愈，但存在治疗周期长（大于 6 个月），且对 MDR-TB 无效的缺点，同时，对潜伏态 MTB 的作用不强，因此研究研发抗 TB 新药，实现对 TB 的有效治疗与控制，迫在眉睫。世界卫生组织（WHO）于 1996 年推出的耐药 TB 处理指南明确把氟喹诺酮类抗菌药，如环丙沙星、氧氟沙星和司帕沙星等作为二线抗 TB 药物，与其他抗 TB 药物联合使用 MDR-TB 及对不能耐受一线抗 TB 药物的患者使用，经过十余年临床实践的检验，这个药物的抗结核疗效已获得普遍肯定。结果表明，氟喹诺酮类药物与一线抗 TB 药或其他二线药物联合使用时的疗效比其单独使用时更为显著。特别值得一提的是，氟喹诺酮类药物与其他抗 TB 药之间罕见相互作用。然而，随着长期广泛的使用，以及不合理用药，近年来，MTB 对临床常用的两种氟喹诺酮抗 TB 药 CPFX 和 OFLX 的耐药性明显增加。令人欣慰的是，某些氟喹诺酮新品种（如 MXFX、GTFX 和 LVFX）对 MTB 具有更加理想的体内外活性。

喹诺酮对结核杆菌抗菌作用很强，现已成为抗结核病的重要药物。其中氧氟沙星亦可用作第二线药物治疗结核病，司帕沙星可用于异烟肼和利福平耐药的结核病患者。余华强等用氧氟沙星治疗 12 例重症结核病，静滴 400mg/天，连续 15 天，后改口服 60 天，疗效显著。

六、局部感染作用

耳部感染多由致病的金黄色葡萄球菌、绿脓杆菌变形杆菌引起，局部应用喹诺酮类药物疗效甚佳，且优于全身用药，与能引起神经性耳聋的新霉素、卡那霉素相比，喹诺酮类优势明显。郑海农等用氧氟沙星局部应用治疗中耳炎、外耳感染，有效率 97.1%，与氯霉素相比有显著差异（氯霉素有效率 38.1%）。环丙沙星、洛美沙星滴眼液用于眼部感染的治疗效果亦很满意。本类药物还可用于治疗败血症、细菌性脑膜炎、腹膜炎等严重感染。

第四节　临床用药

一、诺氟沙星（Norfloxacin）

诺氟沙星是第三代第一个含氟的喹诺酮类药物，血药浓度低，但在粪便排出量最高可达给药量的 53%，在肾脏和前列腺中的药物浓度可分别高达血药浓度的 6.6 倍和 7.7 倍。所以，临床主要用于肠道和泌尿生殖道敏感菌的感染，也可用于治疗呼吸道感染，皮肤、软组织感染及眼睛感染等，但疗效一般，对结核分枝杆菌、支原体、衣原体无效。

二、环丙沙星（Ciprofloxacin）

环丙沙星为合成的第三代喹诺酮类抗菌药物，具广谱抗菌活性，杀菌效果好，几乎对所有细菌的抗菌活性均较诺氟沙星及依诺沙星强 2~4 倍，对肠杆菌、绿脓杆菌、流感嗜血杆菌、淋球菌、链球菌、军团菌、金黄色葡萄球菌具有抗菌作用。环丙沙星是喹诺酮类广谱抗菌素，用于口服或静脉给药。环丙沙星抗菌谱广、抗菌能力强。该品抑制细菌 DNA 解旋酶，阻止细菌复制，所以可快速降低细菌繁殖，是杀菌型抗菌药。环丙沙星作用方式特殊，除喹诺酮类外，与其他任何抗生素不同。因此，环丙沙星对青霉素类、头孢菌素类、氨基糖苷类和四环素类耐药菌株均显较高抗菌能力。体外实验证明环丙沙星与β-内酰胺类、氨基糖苷类抗生素联合应用可产生相加作用或无影响，动物体内实验、药物的协同作用也经常出现，特别在白细胞减少的动物。环丙沙星的临床用途较诺氟沙星更广，除尿路感染、肠道感染、淋病等外，尚可用以治疗由流感杆菌、大肠杆菌、肺炎杆菌、奇异变形杆菌、普通变形杆菌、普罗菲登菌、摩根杆菌、绿脓杆菌、阴沟肠杆菌、弗劳地枸橼杆菌、葡萄球菌属（包括耐甲氧西林株）等引起的骨和关节感染、皮肤软组织感染和肺炎、败血症等。该品口服制剂的适应证同诺氟沙星；静脉给药可用于较重感染的治疗，如肠杆菌科细菌败血症、肺部感染、腹腔感染、胆道感染等。

三、氧氟沙星（Ofloxacin）

氧氟沙星，主要用于革兰氏阴性菌所致的呼吸道、咽喉、扁桃体、泌尿道（包括前列腺）、皮肤及软组织、胆囊及胆管、中耳、鼻窦、泪囊、肠道等部位的急、慢性感染。为第三代喹诺酮类抗菌药，对葡萄球菌、链球菌（包括肠球菌）、肺炎链球菌、淋球菌、大肠杆菌、枸橼酸杆菌、志贺杆菌、肺炎克雷伯杆菌、肠杆菌属、沙雷杆菌属、变形杆菌、流感嗜血杆菌、不动杆菌、螺旋杆菌等有较好的抗菌作用，对铜绿假单胞菌和沙眼衣原体也有一定的抗菌作用。尚有抗结核杆菌作用，可与异烟肼、利福平并用于治疗结核病。

四、左氧氟沙星（Levofloxacin）

喹诺酮类药物中的一种，具有广谱抗菌作用，抗菌作用强，对多数肠杆菌科细菌，如大肠埃希菌、克雷伯菌属、变形杆菌属、沙门菌属、志贺菌属和流感嗜血杆菌、嗜肺军团菌、淋病奈瑟菌等革兰氏阴性菌有较强的抗菌活性。对金黄色葡萄球菌、肺炎链球菌、化脓性链球菌等革兰氏阳性菌和肺炎支原体、肺炎衣原体也有抗菌作用，但对厌氧菌和肠球菌的作用较差。

五、洛美沙星（Lomefloxacin）

为长效喹诺酮类口服抗菌药。通过抑制细菌 DNA 旋转酶、使细菌停止生长而发挥抗菌作用。抗菌谱广，高效，安全，代谢稳定，耐受性好。因和茶碱无交叉作用，对气喘患者兼用无禁忌，故特别适合老年人使用。可用于呼吸道感染、败血症、肠炎、尿路感染、妇科疾病感染、眼及口腔感染，还可于手术后预防感染。洛美沙星对革兰氏阴性菌、革兰氏阳性菌及部分厌氧菌均有杀菌作用，对耐甲氧西林的金黄色葡萄球菌、耐氨苄青霉素的流感杆菌及耐吡哌酸的大肠杆菌及对其他药物耐药的细菌抗菌效果较好。

六、氟罗沙星（Fleroxacin）

氟罗沙星为第三代喹诺酮类药物，对革兰氏阴性菌（如绿脓杆菌）和革兰氏阳性菌（如金色葡萄球菌）都有很好的杀灭作用，它的作用机制是通过抑制细菌 DNA 旋转酶而达到杀菌效果，具有抗菌谱广、抗菌活性强、生物利用度高、组织穿透力强、消除半衰期长（10～20 h）、可日用药 1 次等特点。

七、莫西沙星（Moxifloxacin）

氟喹诺酮类抗菌药。DNA 拓扑异构酶抑制剂，可用于治疗金黄色葡萄球菌、流感杆菌、肺炎球菌等引起的社会获得性肺炎、慢性支气管炎急性发作、急性窦炎等。属第四代喹诺酮类抗菌药物，是新一代抗菌谱广的抗生素。该品对常见的呼吸道病菌，如肺炎链球菌、嗜血流感杆菌、卡他莫拉汉菌以及部分金黄色葡萄球菌都具有很强的抗菌活性。特别是对肺炎链球菌，抗菌作用强大。本品特点是几乎没有光敏反应，具有良好的组织穿透力，在肺组织中也可达到很高浓度，是治疗呼吸道感染较好的药物。

八、吉米沙星（Gemifloxacin）

吉米沙星是一种强效的新喹诺酮类抗菌药，与其他同类药相比，该药对耐甲氧西林的金黄色葡萄球菌和关键呼吸系统病原菌（如流感嗜血杆菌、黏膜炎莫拉菌和肺炎球菌）有很好的疗效。有关体外试验资料证实，本品抗肺炎链球菌的活性较环丙沙星、司氟沙星、格帕沙星、莫西沙星等要强。与多数喹诺酮类药物相似，作用是抑制细菌细胞的合成，抑制 DNA 螺旋酶，导致 mRNA 和蛋白质的合成不能控制，使细胞不再分裂，从而杀菌。用于治疗由肺炎链球菌、耐甲氧西林的金黄色葡萄球菌、流感嗜血杆菌或黏膜炎莫拉菌和肺炎球菌所致的急性支气管炎、慢性支气管炎、上呼吸道感染，肺炎衣原体引起的社区获得性肺炎，也用于厌氧菌所致的泌尿系统、生殖系统、消化系统、皮肤和软组织感染。

九、克林沙星（Clinafloxacin）

克林沙星对肠杆菌科 G + 球菌的活性强，与其他抗菌药物有较强的协同作用，联合用药可大大增强其抗菌能力。光敏反应发生率高，表现为暴露在太阳光下的皮肤区域出现从中度的红斑到严重的大疱疹。一旦发生上述不良反应，应立即停药，经对症治疗，症状得到缓解。

十、加替沙星 (Gatifloxacin)

为 8 - 甲氧氟喹诺酮类外消旋化合物，体外具有广谱的抗革兰氏阴性和阳性微生物的活性，其 R - 和 S - 对映体抗菌活性相同。本品抗菌作用是通过抑制细菌的 DNA 旋转酶和拓扑异构酶Ⅳ，从而抑制细菌 DNA 复制、转录和修复过程。体外试验和临床使用结果均表明，对以下微生物的大多数菌株具有抗菌活性：

（1）革兰氏阳性菌：金黄色葡萄球菌（仅限于对甲氧西林敏感的菌株）、肺炎链球菌（对青霉素敏感的菌株）。

（2）革兰氏阴性菌：大肠杆菌、流感和副流感嗜血杆菌、肺炎克雷伯杆菌、卡他莫拉菌、淋病奈瑟菌、奇异变形杆菌。

（3）其他微生物：肺炎衣原体、嗜肺性军团杆菌、肺炎支原体。

本品主要用于由敏感病原体所致的各种感染性疾病，包括慢性支气管炎急性发作、急性鼻窦炎、社区获得性肺炎、单纯性尿路感染（膀胱炎）和复杂性尿路感染、急性肾盂肾炎、男性淋球菌性尿路炎症或直肠感染和女性淋球菌性宫颈感染。

十一、格帕沙星 (Grepafloxacin)

抗菌活性极强，除对抗 G - 菌的抗菌活性外，对呼吸道感染症主要致病菌的活性明显增强，特别是对肺炎链球菌显示出比同类药强 8 ~ 128 倍的活性。主要不良反应有恶心、腹泻、头痛、头晕及皮疹等，发生率2% ~ 10%，多只是轻中度反应，2% ~ 5%可发生试验室参数异常，主要为肝脏酶的短暂升高。

十二、曲伐沙星 (Trovafloxacin)

与其他常用氟喹诺酮类药物比较，曲伐沙星的特点在于可每日给药一次，并对多数耐药的革兰氏阳性菌，包括葡萄球菌属、链球菌属和肠球菌等具有较高的活性。曲伐沙星显示有希望作为单一药物在治疗厌氧菌和需氧菌混合感染中发挥作用。其抗肺炎链球菌的活性，建议用于社区获得性肺炎的治疗。然而在治疗耐药的革兰氏阳性菌感染以及对其他氟喹诺酮类药物耐药感染的疗效，有待于进一步评价。有限的研究表明，曲伐沙星对淋病、流行性脑膜炎及沙眼衣原体感染有效。

十三、依诺沙星 （Enoxacin）

依诺沙星是第三代的氟喹诺酮类抗生素，具有广谱、强效杀菌作用，与其他抗菌药物间并无明显交叉耐药，对多重耐药的肠杆菌科仍高度敏感。20 世纪 80 年代已先后在日本、德国等用于治疗多种细菌性感染获良好疗效，不良反应亦少见。依诺沙星为杀菌剂，通过作用于细菌 DNA 螺旋酶的 A 亚单位，抑制 DNA 的合成和复制而导致细菌死亡。本品具广谱抗菌作用，尤其对需氧革兰氏阴性杆菌抗菌活性高，对下列细菌在体外具良好抗菌作用：肠杆菌科的大部分细菌，包括枸橼酸杆菌属、阴沟、产气肠杆菌等肠杆菌属、大肠埃希菌、克雷伯菌属、变形杆菌属、沙门菌属、志贺菌属、弧菌属、耶尔森菌等。

十四、司帕沙星 （Sparfloxacin）

第三代喹诺酮类。具广谱、强效、长效特点。体内分布广，半衰期约 16h，大部分原形从粪便排泄。主要用于呼吸系统、泌尿系统、肠道、胆道、皮肤软组织等感染。对革兰氏阳性菌、阴性菌、厌氧菌、衣原体、支原体均具有抗菌活性，用于大肠杆菌等敏感菌所致下呼吸道感染、泌尿道感染、妇科、耳鼻喉及皮肤软组织感染等。

十五、培氟沙星 （Pefloxacin）

该品属氟喹诺酮类，其体外抗菌作用及作用机制参见诺氟沙星。本品是一种新的氟代喹诺酮类抗菌药物，对 G - 菌及 G + 菌，包括肠细菌科、绿脓杆菌、不动杆菌属、嗜血杆菌属、奈瑟氏球菌属及葡萄球菌属（包括耐甲氧西林的菌株）具有广谱活性。其抗金黄色葡萄球菌性能和万古霉素相仿，但抗绿脓杆菌不及环丙氟哌酸和噻甲羧肟头孢菌素，对一些多价耐药菌株和甲氧青霉素耐药菌也有效。

十六、芦氟沙星 （Rufloxacin）

芦氟沙星是新一代长半衰期、广谱的氟喹诺酮药物，杀菌机制为抑制细菌的螺旋，该酶是细菌 DNA 脱螺旋时所必需的。抑制的结果造成 DNA 在脱螺旋状态下的积聚，导致细菌无法生存。本药对革兰氏阳性菌和革兰氏阴性菌，特别是引起尿道及呼吸道感染的病菌具有很强的抗菌作用。吸收很好，并能很快在血浆及组织内达到很高的浓度，在口服 400mg 后，于 3~4h 达到约 4μg/mL 的血药峰值，72h 内在肺泡液及肺泡的巨噬细胞内，本药的浓度可达血浆浓度的 2~20 倍，此外在体液及分泌液中，本药的浓度也很高。本药的肾清除率为 20mg/mL。适用于敏感细菌引起的下呼吸道及泌尿道感染。

第五节　耐药性

喹诺酮类抗生素具有抗菌谱广、药代动力学特征好、作用机制独特、高效低毒等特点。随着喹诺酮类药物的使用日益广泛，细菌耐药性趋势日益增加，耐药菌类不断增多，且耐药趋势不断加重。目前，感染常见致病菌均可见到喹诺酮类耐药菌株。目前认为喹诺酮类药物耐药机制主要有以下三点：

（1）作用的靶分子 – Ⅱ型拓扑异构酶变异；

（2）细菌细胞膜通透性改变；

（3）主动外排。

Ⅱ型拓扑异构酶变异有两种：即 DNA 促旋酶和拓扑异构酶。复、转录、重组等密切相关，拓扑异构酶Ⅳ在 DNA 切断、重接与复制终了后 DNA 双链分离等过程中起重要作用。DNA 促旋酶与拓扑异构酶均为不同基因编码的蛋白分子组成的四聚体，任一亚基变异均会引起喹诺酮的耐药性。由于 DNA 的促旋酶发生变异，使喹诺酮类药物与 DNA 促旋酶 – DNA 复合体的亲和力下降，形成耐药性。同样，拓扑异构酶Ⅳ – DNA 发生变异，拓扑异构酶Ⅳ – DNA 复合体喹诺酮类药物亲和力下降，而出现耐药性。

革兰氏阴性菌对膜通透能力变化大，膜孔蛋白通道非常狭窄，能对大分子及疏水性化合物的穿透形成有效屏障。革兰氏阴性菌细胞外膜通透性降低会阻碍抗生素进入细胞内膜靶位，由此导致细菌耐药性产生，其主要因素为：膜孔蛋白缺失，多向性突变，特异性通道的突变，脂质双层改变。

喹诺酮类药物依靠革兰氏阴性细菌外膜蛋白和脂多糖的扩散作用而进入细菌体内，外膜蛋白与脂多糖变异均可使细菌摄取药量降低而致耐药。药物的非渗透性阻碍了抑制细菌 DNA 促旋酶必需的细胞内喹诺酮类药物的浓度，从而产生耐药性。

细菌细胞膜上存在一类蛋白质，在能量支持下，可将进入胞内的药物选择或非选择地排出细胞外，即外排泵。此外排系统亢进，使菌体内药物浓度降低而致耐药。目前，研究认为，细菌产生耐药性可从 3 个方面不断深入了解，第一层认为，与抗菌药的结构和作用机制有关；第二层是由于细菌长期接触药物引起菌体细胞膜孔蛋白的缺失，从而导致细胞通透性的下降，而引起低度耐药；第三层则是细胞上外排泵（主动外排系统）的表达水平不断提高，能主动将扩散入细菌细胞内的药物或其他泵出细胞外，此为形成细菌的多重耐药性的主要原因。细菌对外排泵的调控是一个很复杂的过程，其复杂性说明了细菌对包括抗生素在内的外界环境压力做出反应的能力。

氟喹诺酮类药耐药菌的来源通常有医源性、动物源性、食源性。自氟喹诺酮类药物上市后，在临床和畜牧养殖业的滥用，导致细菌耐药率总体呈逐年上升趋势，耐药菌株也逐渐增多。氟喹诺酮类药物作为第三代喹诺酮类抗菌药，不仅药物之间存在交叉耐药性，而且与第四代喹诺酮类药物相比有较差耐药性。一项全球的耐药监测项目 SENTRY 数据显示，1998～2002年，大肠埃希菌对环丙沙星的耐药率为21%，肺炎克雷伯菌、阴沟肠杆菌为18%，铜绿假单胞菌为12%，鲍曼不动杆菌为54%。根据2005 年 CHINET 细菌耐药性监测结果显示，在我国，大肠埃希菌对环丙沙星的耐药率高，在60%左右，铜绿假单胞菌的耐药率 >30%，粪肠球菌和屎肠球菌为40%～60%，肺炎链球菌为20%～30%。细菌对喹诺酮类药物容易产生耐药，多发生在抗菌药物使用过程中，CLSI 文件规定葡萄球菌属使用喹诺酮类药物治疗3～4 天后需要分离细菌重新做药敏试验。细菌对喹诺酮类药物产生耐药的原因可能与药物使用方法或剂量不当、药物诱导突变、细菌种类等多种因素有关。临床实践上抗菌药物使用方法或剂量不当可能是细菌产生耐药的最主要原因。

在临床使用抗菌药物时，必须根据药物的药动学/药效学（PK/PD）特征，优选药物及给药方案，合理使用抗菌药物，以防出现耐药菌株。喹诺酮类药物由于其在抗感染治疗中表现出独特的优越性，已成为临床上最常用的抗菌药物之一。但随着细菌耐药性的日趋严重，迫切需要我们找到有效的方法去阻止这种趋势的发展。目前，根据 PK/PD 理论，适当延长喹诺酮类药物的给药间隔时间，减少给药次数，改进传统的给药方案，充分发挥药物的临床疗效，减少耐药性产生，以便达到最佳的临床治疗效果，这对于临床抗感染疾病的治疗具有重要的意义。

第六节　不良反应与防治

一、常见的不良反应

（1）胃肠道反应：喹诺酮类药物的胃肠道反应虽然常见，但一般症状较轻。只有约1%的患者由于反应严重而停止治疗。包括食欲不振、恶心、呕吐、腹泻或便秘等，严重的有出血症状。

（2）中枢神经系统反应：喹诺酮类药物致中枢神经系统反应是通过抑制 GABA 与受体结合，刺激中枢神经系统，N－甲基－D－门冬酰腺苷受体激活，兴奋氨基酸受体激活，氟原子致颅内压增加等途径产生的。表现为头疼、头晕、失眠、疲倦、神志不清、癫痫样反应、视觉改变（复视、色觉分辨力改变）、耳鸣（耳胀、隆隆样响声）、嗜睡，严重的神经毒性（精神病反应、幻觉、抑郁症和痉挛）很少（＜0.5%）。临床上有氧氟沙星致耳鸣的报道，停药后症状随之减轻或逐渐消失。原有癫痫等中枢神经系统基础疾病患者、肾功能减退患者易发生。洛美沙星较多见。

（3）变态反应：临床一般表现为浮肿、发热感、呼吸困难、光毒性等。有时会出现皮疹、红斑等症状，严重的有过敏性休克，但也有个别患者长期使用导致皮肤癌的报道。环丙沙星注射液和氧氟沙星注射液就有致过敏性休克的报道。其作用机制为药物进入皮肤后，受光（阳光/紫外光等）照射，能量激发氧离子基团产生，启动炎症反应，破坏皮肤；可能还与过敏体质、机体产生特异性抗体或淋巴细胞过敏、氟喹诺酮类药物第 8 位基团有关。患者一般停药几周后可以恢复。该反应与用药量紧密相关。临床上，囊性纤维化患者使用喹诺酮类药物的光毒性反应发生率相当高，可能是药物代谢减慢增加了光毒性反应的发生，此类药物之间有交叉过敏的问题。

（4）肝肾功能的影响：喹诺酮类药物均可致肝损害。表现为转氨酶升高、黄疸、肝衰竭。对肾功能影响的表现：四肢关节肿胀、疼痛、结晶尿、肾结石等。偶见血中尿素氮升高及血尿、发热、皮疹等间质性肾炎的表现。临床上有氧氟沙星致紫癜性肾炎的病例。应注意用药期间需要大量补水。

二、防治措施

（1）严格用药指征。熟练掌握《抗菌药物临床应用指导原则》及喹诺酮类药物的药理作用、用法用量、适应证、禁忌证、药代动力学和不良反应结合药敏试验，正确用药；用药前仔细询问过敏史，并充分考虑个体因素的影响。一旦出现不良反应，需立即停药，并对症处理。

（2）制定合理的给药途径、剂量和疗程。恶心、呕吐等胃肠道反应与剂量有关（在静脉给药时，与滴速密切相关）。治疗呼吸道系统感染时，口服给药与静脉给药疗效相当，应尽量采取口服给药方式。喹诺酮类药物是浓度依赖性药物。因此，对成年人的感染，喹诺酮类抗菌药物的给药方法为日剂量 1 次给药；而对于老年患者，由于其肝肾功能减退，宜采取药物的日剂量分为 2 次给药。

（3）减少机体在阳光下的暴晒时间，降低光毒性的发生。在喹诺酮类药物家族中，克林沙星、斯帕沙星和洛美沙星因其严重且高发的光毒性已停止或限制使用。而新研发的加替沙星、吉米沙星、莫西沙星等避免了光毒性的相关结构。

（4）考虑个体因素，降低中枢神经系统反应。中枢神经刺激作用呈剂量依赖性，且发生率女性高于男性，在 45 岁以下的人群中发生率较高，故不宜用于有神经系统疾病及癫痫史的患者。

第七节　药物不良反应的病例分析

一、诺氟沙星不良反应的病例分析

（一）诺氟沙星致过敏性皮炎

病例信息：男，27 岁，因腹痛、腹泻 1 天而就诊，拟诊急性胃肠炎。予口服诺氟沙星，0.2g，tid，第二次口服即感全身瘙痒，继而四肢出现散在性荨麻疹，予 10% 葡萄糖酸钙静注，扑尔敏口服，次日皮疹消退。改用庆大霉素抗感染未复发。

男，32 岁，因腹痛，解黏液脓血便 2 天而就诊，拟诊细菌性痢疾，予口服诺氟沙星 0.2g，tid，静滴庆大霉素抗感染，第 4 天出现皮肤发热、发红，继而四肢、躯干、颈部出现散在性红色丘疹。停服诺氟沙星，加用扑尔敏，静注 10% 葡萄糖酸钙，继用庆大霉素抗感染，补液，2 天后愈。

分析：诺氟沙星是喹诺酮酸类全合成广谱抗菌药物，其通过抑制细菌DNA 合成而发挥作用。临床上广泛用于尿路感染，呼吸道感染，胆道、胃肠道感染，淋病，伤寒等。其副作用少，在 5903 例中的发生率为 3.2%，其中皮肤症状发生率为 0.5%，主要表现为皮疹、瘙痒、发热等，临床应用时应给予注意。

（二）诺氟沙星致癫痫发作

病例信息：男，10 个月，体重 8.5kg。因拉水样便半月于医院就诊。曾在当地以"感染性腹泻"用过痢特灵、庆大霉素等药物，无好转。既往出生时有宫内窒息史。查体：体温 37.6℃。轻度脱水貌。心肺正常。肠鸣音 10 次/min，音调不高。余无异常发现。诊断为"感染性腹泻"。给予0.2% 诺氟沙星 100mL 静滴，每日 2 次。第 2 天即出现四肢强直，双手握拳，然后阵挛性抽动，口吐白沫，两眼上翻，伴有意识障碍，口唇发绀，历时约1min。排除低钙血症、低钠血症、高热等原因引起，考虑药物所致，以诺氟沙星可能性大，故停用诺氟沙星。1天后抽搐停止，意识转清。为明确诊断再次使用0.2%诺氟沙星100mL，患儿重复出现上述症状立即停用，并给予止痉，对症支持治疗，抽搐止，意识转清。观察3天未再出现上述症状，病情痊愈出院。

分析： 诺氟沙星是第三代喹诺酮类广谱抗生素，适用于尿路感染、呼吸道感染和胃肠道感染。常见副作用有：恶心呕吐、腹泻等。本例既往无癫痫病史，仅用诺氟沙星。而且再次使用上述症状重复出现，停药后消失，可确定为诺氟沙星所致。引起癫痫发作未见文献报道，其机理推测可能为：

（1）患儿出生时有宫内窒息史，由于全身缺氧可能遗有癫痫后遗症，在适宜刺激下引起发作；

（2）本药脂溶性高，易于通过血脑屏障，激发脑部兴奋性神经元过度的放电引起癫痫发作。报道提醒该类药对小儿慎用，必须用时剂量不宜过大，尤其禁用于有癫痫病史者。

（三）诺氟沙星致婴儿颅内压升高

病例信息： 男，2个月，体重5kg。以支气管肺炎收住儿科病房，入院时患儿体温39℃，咳嗽，呼吸困难，肺部闻及干、湿性啰音。前卤约20mm×20mm，平坦。给青霉素120万U/天，分3次肌注，维生素C 0.5g加入5%葡萄糖300mL内静滴及中药口服。服药后3天，发现患儿前卤饱满、紧张。乃给腰椎穿刺，除压力升高外，脑脊液常规正常。停服诺氟沙星，3天前卤恢复正常。

分析： 因婴儿前卤尚未闭合，其颅内压升高易被发现。成年人及前卤已闭合的婴幼儿服此药是否也会致颅内压升高，因其症状不明显，故亦未曾考究。国外文献曾提到，小于15岁儿童大剂量应用氟化喹诺酮类药物可致代谢性酸中毒，可能致颅内压增高。此外，幼龄动物实验表明，本类药物有致软骨损害作用。因此，对小于15岁儿童、孕妇、哺乳期妇女最好不用。对于耐多种抗菌剂的细菌感染，确需应用本品时，亦应严格掌握剂量，切勿滥用。

（四）诺氟沙星致精神症状并肾功能不全

病例信息： 女，16岁，因突发失语2h就诊。患者发病前日因腹痛、腹泻服用诺氟沙星胶囊0.2g，3次/天，共0.6g，就诊当日上午无特殊症状。查体：体温40.5℃，脉搏120/min，呼吸28/min，血压80/60 mmHg。意识恍惚，表情淡漠，语言表达障碍；双侧瞳孔等大等圆，对光反射灵敏。四肢肌张力无明显增高，生理反射存在，病理反射未引出。血常规：白细胞 $19.4 \times 10^9/L$，中性粒细胞 0.86；尿常规：红细胞满视野，白细胞 0~2/HP；粪常规：红细胞 20~30/HP，白细胞 7~15/HP，脓细胞满视野。血糖 6.6 mmol/L；肾功能：尿素 5.5 mmol/L，肌酐 97.6μmol/L。入院后 16h 尿量 200 mL（其间补液 3500 mL）。患者平时身体健康，根据用药史，诊断为：①细菌性痢疾并中毒性休克；②药物性血尿并肾功能不全。经抗感染、抗休克及对症治疗，7 天后痊愈出院。

分析：患者虽服用诺氟沙星总量仅 0.6g，但由于腹泻导致血容量相对不足，造成血中诺氟沙星浓度较高，因而对机体造成的损害也较大。可能对肾小管和肾血管的损害导致了血尿及肾功能不全，对中枢神经系统的损害造成了抑郁及失语症状。对此，我们建议：

（1）未成年者应慎用或禁用喹诺酮类药物；

（2）患者服用喹诺酮类药物时，同时应注意增加饮水量，以增加尿量，降低药物在血中的浓度，减少其对机体的毒性作用；

（3）药物生产及销售单位应提示患者注意药物的不良反应和服药注意事项，减少不良反应的发生；

（4）临床医师对于患者就诊原因以外的症状、体征应密切关注，及时行相应检查、治疗，避免严重后果。

（五）诺氟沙星致过敏性哮喘

病例信息：男，68 岁，因腹痛、腹泻 1 天入院，患者否认哮喘病史。住院后按"肠炎"给予诺氟沙星 0.2g 静脉点滴治疗，滴速 2mL/min。输液至 50mL 时，患者突然出现呼吸困难，气喘，不能平卧。查体：体温 37℃，BP 20.0 kPa/12.0kPa，HR 120 次/min，大汗淋漓，口唇轻度发绀，端坐位，两肺布满哮鸣音。诊断：诺氟沙星致过敏性哮喘。

女，20 岁，因发热、咽痛 2 天入院。住院后按"扁桃体炎"给予诺氟沙星 0.2g 静脉点滴治疗，滴速 2mL/min。滴至 40mL 时，患者出现气喘，呼吸困难。查体：体温 36.5℃，BP 16.0 kPa/10.6kPa，HR 130 次/min，端坐位，大汗淋漓，口唇无发绀，两肺闻及哮鸣音。诊断：诺氟沙星致过敏性哮喘。

分析：诺氟沙星为喹诺酮类抗菌药物，其副作用轻微，口服仅有胃部不适、皮肤针扎感等。静脉应用致局部刺激、脉管炎；消化道症状有恶心、呕吐、腹部不适、腹泻、纳减；神经系统有头晕、头痛、失眠、情绪不安；过敏反应有皮疹、皮肤瘙痒、血管神经性水肿、光感性皮炎；少数患者可有肌肉疼痛、无力、心悸；偶有白细胞减少；严重者偶可致神志改变，癫痫样发作，短暂性幻觉、复视或过敏性休克。此 2 例患者原无哮喘史，在应用诺氟沙星后哮喘发作，经停液及抗过敏治疗后症状消失，考虑为速发型（Ⅰ型）变态反应。

（六）诺氟沙星致尿潴留

病例信息：女，44 岁，因腹痛、腹泻住院。体检脐周压痛、无反跳痛、肠鸣音稍活跃外，余无异常。大便镜检见白细胞，诊断为急性肠炎，给予静脉补液及口服诺氟沙星 0.2g，tid。第二天腹痛、腹泻消失，但出现下腹胀感，不能自主排尿，膀胱区叩浊，B 超证实为膀胱尿潴留。立即给予导尿，1 次导出淡黄色尿液 1000mL。患者腹胀感消失，停用诺氟沙星后恢复自主排尿功能。患者系医务人员，为证实是否为诺氟沙星所致急性尿潴留，1 星期后单服诺氟沙星以观察其不良反应，第二天又出现急性尿潴留，停用该药后好转。

分析：本例无排尿困难史，有急性尿潴留发生在服用诺氟沙星后，停用该药后恢复自主排尿功能，随访 3 月未再出现尿潴留。故本文患者的急性尿潴留为诺氟沙星所致无疑。

（七）诺氟沙星致急性溶血性贫血

病例信息：男，30 岁，因脓血便伴里急后重 4 天入院。病后院外给以黄连素治疗 3 天无效。平素健康。体检：急性病容，轻度脱水貌，左下腹有压痛。实验室验查：血红蛋白 140g/L，红细胞 5.0×10^{12}/L，白细胞 15×10^9/L，中性 80%，大便常规有脓及血液，培养有福氏痢疾杆菌生长。入院后给以诺氟沙星 0.2g，po，q 6h，静脉滴注复方氯化钠注射液及 10% 葡萄糖液。于第 4 天大便正常，于治疗 5 天出现畏寒、发热、恶心、酱油色尿及进行性贫血。实验室验查：血红蛋白 70g/L，红细胞 2.0×10^{12}/L，白细胞 11.0×10^9/L，中性 72%，淋巴 28%，网织红细胞 5%，骨髓象：骨髓红细胞系增生明显活跃，原始红细胞 0.8%，早幼红细胞 2.5%，中幼红细胞 13%，晚幼红细胞 21.7%。粒：红为 0.95∶1，停用该药给以激素等治疗 10 天，病情好转，化验血象正常出院，随访至今无复发。

分析：本例在使用诺氟沙星后出现溶血性贫血，停药及对症处理后较快恢复，考虑溶血性贫血出现为使用诺氟沙星所致，应引起临床用药时注意。

（八）诺氟沙星致急性肾功能衰竭

病例信息：女，31 岁，因腹泻伴腰痛开始服用诺氟沙星胶囊，连续服药 2 天后感尿道口胀痛，不伴尿频、尿急，无尿量变化。服药第 4 天开始出现肉眼血尿，同时感胸闷、恶心，并伴有呕吐，2 次/天，呕吐物为胃内容物，无气促、头晕、头痛症状。即到当地医院就诊。入院时肾功能示急性肾功能不全（BUN 26.08mmol/L，Cr 1071.0μmol/L，UA 552.2μmol/L）。尿蛋白（+），白细胞（+），血常规 WBC 10.1×10^9/L，N 74%，肝功能显示白蛋白稍低（33.2g/L）。患者无药物及食物过敏史，家族过敏史不祥。入院查体：T 36.60℃，P 70 次/min，R 20 次/min，BP 125/100mmHg。心肺无异常，腹稍隆，双肾区无叩痛，双下肢不肿。入院后给予血液透析 3 次，并予抗感染、排毒、护肾、护胃止呕等措施，患者血肌酐呈进行性下降，尿蛋白转阴，肾功能明显好转，住院 14 天后病情稳定出院。

分析： 本例患者在未合并使用其他药物而单用口服诺氟沙星胶囊 4 天后即出现血尿、血肌酐异常升高等急性肾衰竭症状。经停药，给予血液透析、抗感染、排毒、护肾、护胃处理，不适症状消失，肾功能明显好转，且继续使用其他抗菌药物未再出现类似症状，表明急性肾功能不全系诺氟沙星所致。

（九）诺氟沙星致严重肝损害

病例信息： 男，50 岁，5 天前，因腹部不适、糊状便，口服诺氟沙星 0.2g，每日 3 次，服药 2 天后出现恶心，全身乏力，腹部阵发性隐痛。第 3 天皮肤、巩膜黄染，并有大小不等的皮疹，2 天后皮疹消失，但黄疸加重，尿似浓茶入院。患者既往体健，无肝炎病史。查体：体温 36.2℃，脉搏 76/min，血压 120/70mmHg。心肺未见异常，腹平软，肝、脾、肋下未触及，腹部无压痛。实验室检查：丙氨酸转氨酶 1200U/L，总蛋白 76.1g/L，白蛋白 46g/L，球蛋白 30.1g/L，总胆红素 180.3μmol/L，乙肝五项阴性。B 超：肝、胆、脾、胰未见异常。诊断为药物性肝损害。即给予甘草酸二铵 40mg/天，维生素 C 5g/天等静脉滴注保肝治疗。用药 1 周后，检查丙氨酸转氨酶 650U/L，总蛋白 64.2g/L，白蛋白 40.1g/L，球蛋白 24.1g/L，总胆红素 66.2μmol/L，尿色变浅，继续治疗至 3 周后，各项检查指标均转为正常，尿色正常，1 个月后病人痊愈出院。

分析： 该患者既往有服用诺氟沙星过敏史，故作者分析本次服用诺氟沙星后肝脏损害与个体对该药高敏状态有关。而本例既往体健，无肝炎病史，用药 2 天即出现皮肤、巩膜黄染，重度肝损害。提示服用小剂量诺氟沙星即可发生严重的肝损害，临床应给予高度重视。

（十）诺氟沙星致锥体外系症状

病例信息： 男，76 岁，因尿频、尿急、尿痛就诊，患慢性膀胱炎病史 1 年。查体：体温 36.8℃，血压 18/12kPa。心肺未见异常。下腹正中轻度压痛。双肾区无叩痛。脊柱及四肢无异常。查尿常规：白细胞（＋＋＋）。诊断为慢性膀胱炎急性发作。给予诺氟沙星 0.2g 口服，每日 3 次。服药 5 天后，尿频、尿急、尿痛症状消失，但出现双手不自主地节律性抖动，呈"搓丸样"动作，肢体静止时出现，随意动作时减轻，睡眠后完全消失。既往无类似症状及颅脑疾病病史。停服诺氟沙星 3 天后双手节律性抖动消失。1 个月后，因慢性膀胱炎复发，再次服用诺氟沙星（0.2g 3 次/日），又出现双手不自主地节律性抖动，换用他药后症状消失。

分析：本例系老年患者，服用诺氟沙星后出现锥体外系症状，停药后症状消失，再次服用诺氟沙星后症状复现。因此认为锥体外系症状乃由诺氟沙星所致。对于老年患者及原有神经系统功能缺陷者应慎用诺氟沙星等喹诺酮类抗菌药物，必须用时宜减少用药剂量。

（十一）诺氟沙星致角膜上皮剥落

病例信息：男，64 岁，因老年性白内障在局麻下行右眼白内障囊外摘除及后房型人工晶体植入术。术毕结膜下注射庆大霉素 4 万 U，敷料加压包扎。手术次日揭敷料检查：右眼视力 0.3，眼球轻度混合性充血，角膜透明上皮平，前房深度正常，晶体位置居中，瞳孔对光反应好。医嘱给予 0.3% 诺氟沙星眼药水 qid。术后第 2 天查房时发现，患者右眼视力指数/眼前，眼球中度混合性充血，角膜雾状混浊，并见角膜上皮点状缺失，前房深度正常，晶体无移位。医嘱即改用妥布霉素 - 地塞米松眼药水 qid，四环素可的松眼膏 qn。于术后第 5 天查房时见：右眼视力 0.2，眼球轻度混合充血，角膜清晰，点状缺失之角膜稍有平复。继续应用上述药物，于术后第 8 天，视力达 0.5，角膜清晰透明上皮平，即出院。

分析：本例患者手术次日查体，右眼情况良好，角膜无异常改变，这证明术中应用局麻药地卡因及庆大霉素未引起患者的不良反应。术后第 1 天开始应用 0.3% 诺氟沙星眼药后，出现视力下降，角膜混浊，上皮缺失。在术后第 2 天改用妥布霉素 - 地塞米松眼药水及四环素可的松眼膏后，右眼情况逐渐好转。因而表明本例患者角膜上皮剥脱确属诺氟沙星眼药水所致。

二、环丙沙星不良反应的病例分析

（一）环丙沙星致心脏骤停

病例信息：男，46 岁，主诉因间断心慌、气短 9 年，加重 1 天入院。患者于 9 年前开始无明显诱因出现心慌、气短、胸闷、心前区压迫紧束感，由发病初期的数月 1 次至目前的 1 天数次，持续时间由十余秒钟至数分钟不等。经相应体检，初步诊断为间歇性预激综合征。经认真术前准备未发现手术禁忌证，于当年 5 月 26 日在 X 线下行射频消融术，手术顺利，安返病房，伤口包扎完好，无渗血。术后抗感染，静脉点滴 0.2% 环丙沙星 100mL，约 20min 时出现皮肤瘙痒，胸部憋胀感，随之面色苍白，意识丧失，心电监护示 HR 由 70 次/min→30 次/min→20 次/min，继而出现直线，大小便失禁。紧急情况下行心脏按压，考虑为环丙沙星过敏反应致心跳骤停，立即停用环丙沙星，并静脉滴注 5% 葡萄糖注射液 500mL，地塞米松 10mg 入壶斗静脉滴注。后心跳恢复，BP 105/80 mmHg，HR 80 次/min。

分析：本例为首次应用环丙沙星，表现为皮肤瘙痒、心跳骤停。环丙沙星过敏以心跳骤停为主要症状的病例尚未见报道，考虑环丙沙星对心脏起搏细胞及传导系统有抑制作用，其机制有待进一步研究。对首次应用此药物时一定要注意观察患者生命体征，有情况及时处理。

（二）环丙沙星致癫痫

病例信息：男，82 岁，因排尿不畅 9 天入院。既往有脑血栓形成（CT证实）病史 8 年。无癫痫史。诊断：①前列腺增生；②脑血栓形成后遗症。给予环丙沙星 200mg 静脉滴注，每 12h 1 次，用药后排尿不畅逐渐减轻。第 5 天在静脉滴注此药时突然意识丧失，两眼上翻，牙关紧闭，四肢抽搐，呈癫痫样大发作。立即用 5% 葡萄糖注射液换掉环丙沙星，给地西泮 10mg，iv，约 5min 后症状缓解。第 7 天在静脉滴注环丙沙星时又出现类似发作 1 次，脑电图提示各导联呈现 a 慢化，广泛异常脑电图。考虑为环丙沙星诱发继发性癫痫，即停用环丙沙星，未见再次癫痫发作。

分析：本例患有脑血栓形成 8 年病史，又系老龄，有严重脑动脉硬化。使用环丙沙星，易诱致癫痫大发作。故有中枢神经系统疾病史患者，应避免应用环丙沙星，临床医师必须注意。

（三）环丙沙星致急性肾功能衰竭

病例信息：男，77 岁，入院前 2 周因外用中药而出现接触性皮炎。无肾脏病史及喹诺酮类药物过敏史。入院后给常规抗过敏治疗，皮疹逐渐减轻。入院后第 4 天患者出现咳嗽、发热，给环丙沙星 0.2g，iv，bid，次日双足出现轻度可凹性水肿，随即停药。次日查血 BUN 10.6mmol/L，Cr 192μmol/L。患者水肿呈进行性加重。至用药后第 3 天发展到全身性水肿，尿量明显减少，由每日 1700mL 减至 400～500mL，尿常规检查有大量红细胞及白细胞，蛋白微量，B 超发现胸腔及腹腔少量积液，请专科会诊后诊断为药物引起的急性间质性肾炎并急性肾功衰竭。给强的松 50mg/天，速尿 60mg/天或丁酰胺 4mg/天静注，限制入量，同时给予各种支持治疗。但

BUN 持续升高，最高达 40.4mmol/L，且无明确诱因突然高热，体温 38.9℃，精神较差，BUN 进一步增高，需作透析治疗，因经济条件差，家属放弃治疗并要求出院。出院 2 月后患者死亡。

分析：该患者为老年男性，入院时尿量正常，血尿素氮及肌酐基本正常，无下肢水肿，用环丙沙星仅两次后出现全身性水肿，BUN 及 Cr 进行性增高，少尿，并最终因肾功能衰竭死亡。考虑该患者急性肾功能衰竭为环丙沙星所致。环丙沙星对肾脏的损害以尿结晶沉积在肾小管而引起机械梗阻为主要表现，但也不排除环丙沙星的直接肾毒性和过敏反应引起的间质性肾炎所导致的肾功能衰竭。因此临床应用环丙沙星时，对老年患者及肾功基础不好的患者要慎重，若发现肾功能异常应及时停药，并给予积极治疗，以免延误病情。

（四）环丙沙星致肝功能衰竭

病例信息：男，92 岁，因髋部骨折入院。入院前 5 个月其肝功能试验正常。在家服用地高辛和呋喃苯胺酸，住院后加用肝素、硫糖铝、雷尼替丁治疗，因怀疑泌尿道感染而静滴环丙沙星 200mg，2 次/日，并推迟手术。环丙沙星用药 2 天后（尽管以后停用）病人发生越来越严重的肝功能衰竭，出现重度黄疸、转氨酶升高、昏迷，住院后 10 天死亡。临床检查未发现病人感染甲、乙、丙型肝炎，EB 病毒或巨细胞病毒。

分析：作者分析，雷尼替丁不可能引起肝功能衰竭，因至今未见静滴雷尼替丁诱发肝炎的报告。而环丙沙星可使 2%～3% 的病人转氨酶轻度可逆性增高，并曾观察到环丙沙星致肝功能衰竭。国际药物监测 WHO 协作中心提供了 5 例与环丙沙星有关的肝功能衰竭资料，另有 2 例与诺氟沙星和氧氟沙星有关。制造商代表亦承认有数例对环丙沙星发生严重肝脏反应的报告。故作者认为喹诺酮类药物有明显的肝毒性，这可能与其肝脏代谢相关，且环丙沙星比其他喹诺酮类药物表现更为显著。

（五）环丙沙星致过敏性休克

病例信息：女，26 岁，因慢性鼻炎，口服环丙沙星 250mg 一次，30min 后出现全身瘙痒，荨麻疹以面部、上肢、躯干为重，伴头昏、心悸。分别用 50% 葡萄糖 20mL 加 10% 葡萄糖酸钙 10mL 和地塞米松 5mg 静脉推注后，仍皮肤瘙痒，头昏，心悸。15min 后突然呼之不应，心率 125 次/min，血压 9/6kPa（63.5/45mmHg），呼吸 25 次/min，立即给予氢化可的松 100mg，10% 葡萄糖酸钙 10mL，多巴胺 40mg，间羟胺 20mg 静滴，15min 后患者清醒。补液 1500mL，24h 后，患者诉轻度皮肤瘙痒及少许荨麻疹外，无特殊不适，痊愈出院。患者半年前曾服氟哌酸 200mg，tid，

3 天，无过敏反应。

分析： 环丙沙星和氟哌酸属喹诺酮类抗菌素，其副作用常有：胃肠道反应、头昏、眩晕、转氨酶一过性升高，粒细胞可逆性降低，未见有致过敏性休克报道。患者对同类药物的氟哌酸也无过敏反应，在口服环丙沙星后出现过敏性休克，实属罕见。

（六）环丙沙星致精神失常

病例信息： 女，33 岁，因转移性右下腹痛 5 天入院，诊断为阑尾周围脓肿，行阑尾周围脓肿切开引流术。静脉滴注环丙沙星 0.2g，bid，甲硝唑 0.5g，bid。术后头晕、失眠，考虑手术疼痛引起，未予注意。用药第 7 天，出现幻觉、精神错乱、多语。始考虑药物所致精神失常，停用环丙沙星，改用氨苄西林及甲硝唑，并予地西泮、氯丙嗪镇静治疗，未再出现上述精神症状，可见精神失常由环丙沙星所致。患者 2 天后精神恢复正常，观察 4 天，治愈出院。

男，35 岁，因股骨骨折梅花针内固定术后 1 年，入院行梅花针取出术，术后静脉滴注环丙沙星 0.2g，bid，用药 3 天后出现精神错乱、幻觉、自言自语、失眠、拒绝治疗。术后未用其他药物，故考虑为环丙沙星所致精神失常，停用该药，予地西泮等镇静治疗，2 天后症状消失，观察 3 天，痊愈出院。

分析： 氟喹诺酮类药物可抑制 γ - 氨基丁酸与受体结合，与非甾体抗炎药物（如布洛芬）合用，可加重此作用，引起头晕、头痛、兴奋、失眠等中枢神经系统反应。其中环丙沙星可使中枢神经系统兴奋增高，加上本组 2 例因手术引起疼痛、恐惧、环境生疏等多种因素共同作用，致反应性精神病。故在使用环丙沙星时要仔细观察病人精神状态，以免导致精神失常。

（七）环丙沙星致严重中枢神经系统不良反应

病例信息： 男，65 岁，因发热、咳嗽、咯痰就诊。胸片示右下肺阴影，诊断肺部感染。予环丙沙星 200mg 静脉点滴，点滴速度 3mg/min，点滴环丙沙星 200mg 后约 1h，患者出现精神异常：用力拍打床面，骂人，打人，并出现幻觉，不配合治疗，用手扯输液器。停用环丙沙星，应用安定静脉注射，患者可以入睡 10 余分钟，但醒后仍躁动，加大安定用量后可安静下来。神经系统检查：神志清楚，感觉、运动无异常，生理反射正常，病理反射未引出。2 天后，精神异常表现逐渐消失。实验室检查：血清丙氨酸转氨酶（ALT）40U/L，血钾 3.5mmol/L，血钠 140mmol/L，血肌酐（Cr）106μmol/L。既往史，患者否认氟喹诺酮类抗菌药过敏史，家属诉患者平时性格温和，从无打人、骂人行为，既往无癫痫、脑外伤及脑血管病史，也否认家族精神分裂症病史。

分析： 在我国，环丙沙星导致严重中枢神经不良反应仅有个例报道。很多患者第 1 次用药就可以出现上述症状。由于考虑为环丙沙星神经系统不良反应的可能，在出现症状后立即停药，还接受了安定类药物治疗。因为治疗及时，上述中枢神经症状 1~2 天后消失，无后遗症。Halliwell 等认为氟喹诺酮类中枢神经系统不良反应可能有 3 个原因：

（1）氟喹诺酮类及其代谢产物与 γ－氨基丁酸（GABA）受体结合，GABA 是抑制性神经递质，由于 GABA 受体被氟喹诺酮类占用，使中枢神经的兴奋性增加；

（2）药物的相互作用影响氟喹诺酮类与 GABA 受体结合：如伊诺沙星与非甾体消炎药芬布芬合用时，芬布芬的代谢产物 4－联苯乙酸可以使氟喹诺酮类与 GABA 受体结合作用扩大 300 倍；

（3）依诺沙星与茶碱合用时，两药的血药浓度均增高，不良反应增加。

（八）环丙沙星致溢乳

病例信息： 女，32 岁，因右上腹疼痛 1 个月就诊。曾在当地拟胆囊炎口服消炎利胆等药物，无明显好转。既往无药物过敏史。已婚，育一女儿已 8 岁。查体：生命体征平稳，全身皮肤、黏膜无黄染、皮疹。双肺呼吸音清，心率 82 次/min，律整，未闻杂音。腹平软，右上腹轻压痛，无反跳痛，墨菲征（-），肝、脾肋下未触及，肠鸣音存在。腹部 B 超提示：慢性胆囊炎。血、粪、尿常规及肝、肾功能正常。诊断：慢性胆囊炎急性发作。给予口服环丙沙星 0.5g，2 次/日，以及消炎利胆药物。服药 1 次，则出现双侧乳房胀痛，有白色乳汁自然流出，患者自行停药再次就诊，考虑为环丙沙星所致，故停用环丙沙星，其余药物继续应用，1 天后乳房胀痛消失，溢乳停止。

分析： 环丙沙星是第三代喹诺酮类广谱抗生素，适用于下呼吸道、泌尿道、胆道等感染。常见副作用：如恶心、呕吐、食纳减退；头晕、头痛等，本药物脂溶性较高，容易通过血脑及胎盘屏障，故不宜应用于儿童及孕妇。引起溢乳未见文献报道，其机理未明，但应引起临床用药注意。

（九）环丙沙星致跟腱炎

病例信息： 男，34 岁，因双跟腱部酸胀伴阵发性刺痛 3 天入院。4 天前患者因上呼吸道感染，自服环丙沙星片 500mg，2 次/日，次日上午患者右侧跟腱部突发针刺样剧烈疼痛，无小腿后部肌肉牵扯和挛缩样感，疼痛约持续2min后自行缓解，缓解后跟腱部酸胀明显，脚跟着地时加重，此后上述症状多次出现，并发展至对侧跟腱部。发作间歇时间无明显规律性，每次疼痛持续约2～3min可自行缓解，自贴伤湿止痛膏治疗，效果不佳。查体：体温36.5℃，血压130/82mmHg。全身皮肤颜色正常、无皮疹，双下肢肌力5级，双小腿跟腱部轻压痛，余未见异常。查血白细胞$5.7×10^9$/L，中性粒细胞0.72，淋巴细胞0.28，血尿酸187μmol/L。患者否认近期有剧烈运动及外伤史；自述1个月前患急性胃肠炎时曾出现类此症状，当时也无剧烈运动及外伤史，有环丙沙星片用药史；否认药物过敏史。请外科医生会诊后确诊为跟腱炎。嘱患者停服环丙沙星，改服头孢氨苄，1天后跟腱部针刺样疼痛未再复发。结合1个月前首次发病史，考虑为环丙沙星致跟腱炎。

分析： 跟腱炎是指跟腱及周围腱膜在行走、跑跳等剧烈运动时遭受劳损，发生部分纤维撕裂、出血、水肿、纤维变化性甚至钙化等无菌性炎症，局部外伤或感染也可刺激跟腱而发生炎性改变；另外，部分药物也能诱发跟腱炎，但常未引起注意。本例2次发生跟腱炎均为单独使用环丙沙星后，且经检查又排除了其他病因，因此判断为环丙沙星所致的不良反应。

（十）环丙沙星致锥体外系症状

病例信息： 男，78岁，因慢性支气管炎急性加重期，肺心病入院。既往无精神病、癫痫及类似家族史。体检：T 38.3℃，P 145次/min，R 35次/min，BP 135/75mmHg。意识清，唇及舌发绀，双肺有干湿啰音，HR 145次/min，心律不齐，有早搏，双下肢水肿。入院后给予吸氧、扩血管、强心、补液等治疗，并服用环丙沙星0.2g，服用过程中出现右侧面部痉挛，语言不能，颈部向右侧扭转，双上肢不自主节律性抖动，双下肢抖动较轻，未引起注意。下午再次服用环丙沙星0.2g，约15min后重复出现上述症状，立即停用环丙沙星，山莨菪碱10mg，安定5mg，10min后症状消失。改用氨苄青霉素抗炎治疗4天未复发。患者1年前服用环丙沙星时也出现过类似症状。

分析： 患者3次服用环丙沙星过程中均出现锥体外系症状，故锥体外系症状确系环丙沙星所致。环丙沙星的分子结构中6位碳原子上有疏水性的氟原子，因此具有一定的脂溶性，能透过血脑屏障进入脑组织。环丙沙星可抑制脑内抑制性递质，γ-氨基丁酸与受体激动剂毒蝇醇的结合，而使中枢神经系统兴奋性增高，导致锥体外系不良反应的出现；另外老年人血脑屏障减退，环丙沙星更易进入脑组织，导致锥体外系不良反应的发生。故老年患者尤其是70岁以上高龄患者应慎用环丙沙星，以防中枢神经系统锥体外系不良反应的发生。

（十一）环丙沙星致闭锁肺综合征

病例信息： 男，74岁，反复发作性咳喘6年余，加重2天入院。经体检入院诊断：慢性喘息型支气管炎并感染急性发作，阻塞性肺气肿，肺源性心脏病并心功能不全Ⅱ级。经吸氧、利尿，青霉素抗感染等治疗3天，症状明显缓解，能平卧休息。第3天胸透报告双肺纹理增强，肺底见片状模糊阴影。周围血象仍高。给加用环丙沙星0.2g/100mL，20滴/min，2次/日滴注，当滴入30mL时，患者突然出现喘憋，呼吸困难，口唇发绀，呈端坐呼吸，烦躁不安。血压15.2/10kPa，肺呼吸音减弱，哮鸣音呈沉闷性。心率120次/min。经紧急会诊考虑为环丙沙星致闭锁肺综合征，药源性哮喘，立即停用原静滴液体，给高流量氧吸入，静脉推注5%葡萄糖20mL+地塞米松5mg+氨茶碱0.25g，随后静脉滴入5%葡萄糖250mL+多巴胺30mg+山莨菪碱20mg+25%硫酸镁10mL。1h后呼吸、心跳相继平稳，症状缓解。1周后出院。

分析： 本例有慢性支气管、肺疾患，在用药过程中出现喘憋、呼吸困难等表现，是在原有病理基础上进一步造成支气管痉挛、痰液不易咳出、黏液栓广泛嵌塞细支气管和主支气管所致。患者首次应用即发生，所以对有支气管哮喘发作倾向者，尤其是老年患者，使用该药物要慎重，加强护理并密切观察静滴速度及病情变化，发现问题及时处理。

（十二）环丙沙星致帕金森氏综合征

病例信息： 男，43岁，因"头部及四肢不自主震颤2天"入院。患者入院前4天因尿路感染在当地诊所静滴环丙沙星0.4g/日，共用药2天。用药当天出现头晕，第2天出现头部及四肢阵发性、不自主、有节律震颤，以右侧肢体更为明显，精神紧张时加剧，每次持续3~5min，可自行缓解。第4天，发作频繁，病人站立困难，手不能持物，生活不能自理，以"帕金森氏综合征"收入病房。入院查体：T 36.5℃，P 72次/min，R 18次/min，BP 130/80mmHg。头及四肢可见阵发性不自主震颤，以右上肢更为明显，颅神经检查未见异常，四肢肌力正常，肌张力增高，腱反射对称引出，病理反射未引出。辅助检查：颅脑CT以及脑电图正常。诊断：帕金森综合征。停用环丙沙星，并静滴能量合剂，口服天舒胶囊2片，3次/日。住院第2天，上述症状减轻，第4天完全消失。BUN 19.3mmol/L，Cr 368μmol/L，尿酸452mmol/L。

分析： 环丙沙星为喹诺酮类药物，对大肠杆菌药效突出，故临床上常用于泌尿系感染。该药经胃肠吸收后，大部分由尿排出，24h内排出给药量的 90% 以上，不良反应是消化道症状，如恶心、呕吐，其次是中枢神经系统反应，可出现椎体外系反应。该患者由于肾功能不全，影响了药物的排泄，体内蓄积可能是出现椎体外系受损的原因。本例提示广大临床医生对肾功能不全的病人一定要慎用喹诺酮类药物。

三、氧氟沙星不良反应的病例分析

（一）氧氟沙星致急性粒细胞缺乏

病例信息：男，43 岁，因乙肝后肝硬化，慢性肾功能衰竭入院。主诉有头孢唑啉过敏史。入院后行左桡动脉，头静脉吻合手术，术后切口感染 WBC：14×10^9/L，给氧氟沙星 200mg 加入生理盐水 200mL 中，1 次/日静脉滴注。用药第 6 天复查血常规发现急性粒细胞缺乏（WBC：3.5×10^9/L），疑诊为氧氟沙星引起，立即停药，隔离，间断输注鲜血；白细胞悬液，利血生等治疗，15 天后粒细胞恢复正常。

分析：该患者粒细胞缺乏严重，持续时间长，可能和肝、肾功能衰竭有关。此病例提示应用氧氟沙星时应进行血象监测，对肝、肾功能不全者应慎用。

（二）氧氟沙星致精神症状

病例信息：男，85 岁，因发热、咳嗽住院。原有慢性支气管炎、肺气肿、冠心病史。体检：两肺呼吸音粗糙，右腋下少量湿啰音。胸片：两肺纹理增多，两下肺小斑片状模糊影。诊断为慢性支气管炎继发肺部感染。入院后予头孢喹啉静脉滴注，4.0/天，3 天后发热持续不退，即加用氧氟沙星 0.2g，po，tid。服药后 2 天体温正常，但出现幻听、幻视，夜不能寐。本人与家族史中均无精神异常的病史。停用氧氟沙星 3 天后幻听、幻视消失。2 个月后，再次慢性支气管炎感染，重复服用氧氟沙星 0.2g，tid，再次出现幻听、幻视，停药后症状消失。

分析：本例系老年患者，应用氧氟沙星后出现精神症状，停药后上述症状消失，病情稳定后复用氧氟沙星幻觉、幻视复现，故此精神症状乃由氧氟沙星所致。我们认为对于老年患者，应用氧氟沙星时，尤应警惕精神症状出现。

（三）氧氟沙星致严重抑郁症

病例信息：女，43 岁，因上腹部隐痛入院。体检：血红蛋白 126g/L；白细胞 11.3×10^9/L；中性粒细胞 89%；淋巴细胞 10%；单核细胞 1%。尿淀粉酶 1830U。B 超示胰腺饱满回声增强，诊断为胆源性胰腺炎。给予氧氟沙星注射液 0.2g，静脉滴注，bid。用药约 8min，患者突然头晕难受，经调慢滴速后头晕症状减轻，继续用药 3 天后，自觉睡眠不佳，易醒。7 天后腹痛减轻，改用氧氟沙星 0.2g，po，tid，3 天后通宵达旦无睡意，加服艾司唑仑 3mg，qn，或阿普唑仑 0.8mg，qn，无济于事。继续服药 4 天后腹部隐痛消失，B 超及各项实验室指标恢复正常，停用该药。患者仍觉无法入睡，白天精神萎靡，注意力不集中，烦躁不安、神情恍惚、压抑、悲观，性格由原开朗外向型转为多愁善感型。症状持续 1 个半月后，再次入院诊断为严重抑郁症，即给予抗抑郁药百忧解 20mg，po，qn，同时加服阿普唑仑 1.2mg，qn。60 天后情绪有所好转，抑郁症明显改善，连续服药 2 周，睡眠基本恢复正常，停用上述二药。跟踪随访 6 个月无异常。

分析：患者既往无药物过敏史，无抑郁症及家族史。使用氧氟沙星后出现头晕、失眠、烦躁，随用药时间延长，出现抑郁症状，给予抗抑郁药后，症状慢慢消失，且患者在使用氧氟沙星过程中未用过其他药物，故断定抑郁症为该药所致。尽管此类不良反应少见，但临床使用该药物时仍应密切关注患者的精神状况，一旦有头晕、失眠等现象发生，应及时停药，更换其他抗菌药物。

（四）氧氟沙星致少尿

病例信息：男，63 岁，因慢性阻塞性肺疾病急性发作 4 天入院。既往无高血压病、糖尿病、肾病史。入院时痰培养提示：绿脓假单胞菌生长。予头孢哌酮 – 舒巴坦 2.0g，iv，bid×2 周，自觉症状改善，无尿少。改用氧氟沙星 0.2g，po，bid×3 天，尿量由用药前 1500mL/天减至 300～400mL/天。停药后经呋塞米 40mg，iv，bid，2 天尿量恢复正常。查尿 N – 乙酰葡萄糖胺酶（NAG）27U/g Cr（正常值 3.5～15U/g Cr），$\beta 2$ 微球蛋白（$\beta 2 - MG$）0.05mg/L（正常值 0.091mg/L ± 0.068mg/L）。3 周后因院内感染经病人同意又服氧氟沙星 0.2g，po，bid×1 天，服药 2 天尿量锐减至 300mL/天，查血尿素氮（BUN）11.55mmol/L，肌酐（Cr）108μmol/L，尿酸（UA）338μmol/L。尿蛋白（＋），红细胞（－），白细胞（－）。尿 NAG 30U/gCr，$\beta 2 - MG > 2.5$mg/L。即停药，再经呋塞米 40mg，iv，bid，于用药后 7 天尿量恢复正常。随访 5 月，未再发作。

分析：本例少尿于口服氧氟沙星后出现，停药及对症治疗后尿量恢复正常，间隔 3 周后再次口服氧氟沙星，少尿症状重现，且伴尿 NAG，$\beta 2 - MG$ 显著增高，考虑少尿为氧氟沙星所致，与肾间质损害相关。本病人系 63 岁老年久病者，肾清除药物功能差以致肾组织药物浓度增高，发生肾间质损害。故老年人使用本品时宜随访尿常规、尿 NAG，$\beta 2 - MG$ 防止肾间质损害。而有肾功能不全者应慎用。

（五）氧氟沙星致视力障碍

病例信息： 女，52 岁，因咽痛、发热 2 天，于医院就诊。平素体健，无药物过敏史。查体：T 39.2℃，咽部充血，双侧扁桃体Ⅱ度肿大，心肺及神经系统无异常。血象：WBC 11.2×10^9/L，N 0.82，L 0.18。诊断为急性单纯性扁桃体炎。给予氧氟沙星 100mL 静滴，滴速 20 滴/min，当静滴至 10min 时，患者即出现视物晃动，视物模糊，观察约 3min 后因患者不能忍受而停止治疗。检查视力由原左眼 1.2、右眼 1.3，降至双眼均为 0.6，眼底检查未见视乳头水肿及其他改变，停药 20min 后上述症状消失。

分析： 患者既往健康，在静滴氧氟沙星之前及静滴过程中均未使用其他药物，在用该药后出现视力明显障碍，停药后症状渐渐消失，故应认为患者的上述症状为氧氟沙星所致。由氧氟沙星引起的不良反应报道日趋增多，但出现视力障碍的报道较为罕见，应引起临床足够重视。当应用该药一旦出现视力障碍时，应立即停药，以免造成视神经的损害，其致视力障碍机制有待进一步探讨。

（六）氧氟沙星致急性肾衰

病例信息： 女，72 岁，因泌尿系统感染住院。既往有糖尿病史。体检：体温 37℃，脉搏 96 次/min，血压 16/10.6kPa。双肺未闻及异常，心率 96 次/min，律齐、无杂音。腹部无明显压痛。实验室检查：WBC 12.4×10^9/L，N 0.87，L 0.13。尿黄色，混浊，蛋白（＋），脓球，红细胞（＋）。血糖 5.9mmol/L。诊断：泌尿系感染，糖尿病。给予氧氟沙星葡萄糖注射液 200mL（内含氧氟沙星 0.4g）加胰岛素 6U 静脉点滴，qd，同时用胰岛素 20U/天（8，6，6）皮下注射。治疗第 2 天发现尿量较平日减少。第 3 天尿量更少，小于 500mL，第 4 天尿量小于 200mL 并出现双眼睑水肿。急查 BUN 11.54mmol/L，Cr 148μmol/L。考虑为氧氟沙星所致肾功能衰竭。停用该药，当日尿量超过 500mL，次日增至 1000mL，眼睑水肿消失。

分析： 氧氟沙星可引起消化道、中枢神经系统及过敏等不良反应。也有报道对肝、肾功能有影响。在应用此药时一定要选择好适宜的患者，以避免不良反应的发生。

（七）氧氟沙星致急性上消化道出血

病例信息： 女，51 岁，因尿急、尿频、尿痛来诊，门诊诊为急性泌尿系感染。给予氧氟沙星 0.4g，2 次/日口服，共服 3 天，上述症状消失。6 天后患者在旅行途中突觉头晕、口渴、乏力、大汗，遂即呕吐咖啡色样胃内容物 300～400mL，即以上消化道出血收住医院。既往身体健康，无反酸、嗳气、腹胀等症状，1个月前健康体检腹部未见异常。查体：腹平软，剑突下压痛，无反跳痛，肝脾肋下未触及，移动性浊音阴性，肠鸣音正常。辅助检查：血红蛋白100g/L，白细胞10.0×10^9/L，红细胞3.1×10^{12}/L，血小板211×10^9/L，出凝血时间正常；粪隐血试验（3＋）；功能、肾功能、血糖、血脂均正常。腹部B超正常。急诊纤维胃镜检查示胃黏膜充血、水肿，可见散在出血点，未见溃疡及肿物。胃镜下予凝血酶2000单位喷洒止血，同时予补液、抑酸等对症治疗，痊愈出院。3个月后患者因牙痛又口服氧氟沙星0.4g，2次/日，共服3天。5天后出现柏油样便约300mL，伴多汗、头晕、濒死感，再次入院，经止血、抑酸等治疗后痊愈。指导患者禁服氧氟沙星。随访2年，未再出现上消化道出血。

分析： 此例两次上消化道出血均发生在单独服用氧氟沙星后，且内窥镜检查排除溃疡、肿瘤等原发性胃病，故可判断为氧氟沙星所致，原因可能与对喹诺酮类药物过敏有关。提醒广大临床医师应用氧氟沙星时，如遇患者出现上腹部不适、呕血、黑便，应及时终止服药，查明原因，对症处理。

（八）氧氟沙星致癫痫发作

病例信息： 男，44岁，因畏寒、发热、咳脓痰1个月，加重伴气紧10日入院。4年前患肺结核经抗结核治疗已愈。查体：体温39.4℃，消瘦，端坐呼吸，不能平卧，气管偏右，右胸塌陷，语音震颤下降，叩浊，呼吸音消失。化验血常规：白细胞11.8×10^9/L，淋巴0.13，中性0.87。胸片示：右侧胸腔积液，右上肺纤维性结核、膨胀不全。胸穿抽出黄色恶臭脓痰100mL，脓液培养生长无乳链球菌。诊断：化脓性胸膜炎，Ⅳ型肺结核。给予青霉素加氨苄青霉素抗感染治疗半月后，改为新青霉素Ⅱ，多次抽胸液治疗1月余，病情大有好转，畏寒发热消失，气紧改善，一般情况恢复好。复查胸片示：胸液极少。后改为氧氟沙星0.2g，2次/日，口服2h后出现短暂意识不清，昏倒床上。第2天上午外出散步时突然昏倒，口吐白沫，意识不清，抽搐1min，无大小便失禁，面部有擦伤，未经治疗神志很快恢复正常，仅感头昏不能回忆当时发病情况。追问既往无类似发病史。疑系氧氟沙星所致，故停用该药治疗。第3天未见发作。为了证实是否与该药有关，第4天再次口服氧氟沙星，3h后外出作检查时，又昏倒在脑血流图室旁，意识不清，抽搐，口吐白沫，无大小便失禁，1min后神志恢复，脉搏有力，78次/min。故第5天停用该药，当日未见发作。以后改为环丙沙星治疗，观察40天，仍未见癫痫发作，后治愈出院。随访1年未见发作。

分析： 患者用氧氟沙星3天，每日出现癫痫发作1次，停药后很快消失。既往无癫痫发作史。证实系氧氟沙星所致。发作后1min作脑血流图检查示脑动脉痉挛，说明患者发作时有脑动脉痉挛，使大脑组织缺血缺氧引起癫痫发作。

（九）氧氟沙星致血小板减少性紫癜

病例信息：女，因持续高热15天入院。入院后体温呈弛张热型，T 37.5~40℃，一般情况尚可，开始未作特殊处理。入院4天考虑伤寒可能性大，选用氧氟沙星0.2g，po，tid，用药4天后体温正常，入院8天血及骨髓培养为金黄色葡萄球菌生长，修正诊断为金黄色葡萄球菌败血症。因氧氟沙星治疗有效继续用0.2g，po，tid，入院第20天，病人出现牙龈出血，皮肤散在瘀点、瘀斑，次日瘀点、瘀斑增多，无头痛，呕吐。血常规：RBC $3.66 \times 10^{12}/L$，Hb 107.0 g/L，WBC $9.5 \times 10^9/L$，PLT $15 \times 10^9/L$，出血时间2s，凝血时间3s。骨髓涂片：骨髓增生活跃。粒细胞、红细胞比例2：1，粒、红两系细胞正常，全片巨核细胞67个，原始巨核细胞2/15，幼稚巨核细胞9/15，未见血小板。肝、肾功能正常，请血液科会诊，考虑药物性血小板减少性紫癜，停氧氟沙星，口服氨肽素每片0.2g治疗，并转入血液科，经4次输血小板等治疗，10天后牙龈出血及皮肤瘀点、瘀斑消失，继续服氨肽素治疗40天后停药，停药后病人无出血倾向，血常规RBC $3.50 \times 10^{12}/L$，Hb 11.0g/L，WBC $5.0 \times 10^9/L$，N0.65，L0.32，PLT $100 \times 10^9/L$，住院80天后病愈出院。

分析：本例病人既往无血小板减少性紫癜病史，发病前血常规、骨髓象无明显异常。故服用氧氟沙星与血小板减少性紫癜很可能有关，临床医师应注意喹诺酮类药物对造血系统的影响。

四、左氧氟沙星不良反应的病例分析

（一）左氧氟沙星致精神异常

病例信息：女，32岁，因腹胀、呕吐3天入院。既往无精神、神经病史。查体：体温37℃，心率94次/min，急性病容，心脏无异常杂音，呼吸急促，两肺呼吸音清，腹部膨隆，X线提示不全性肠梗阻。诊断：不全性肠梗阻。予以胃肠减压，左氧氟沙星注射液0.2g静脉注射，bid，辅以能量合剂和钾等常规液体维持，2天后症状缓解。3天后上午9：00突然出现幻视，视物倒错，图像模糊，幻听。10：30出现无意识哭笑，脱衣，躺地。急查肝肾功能和电解质均正常，考虑为左氧氟沙星不良反应所致，单停此药，6h后精神恢复正常，回述病史患者无任何记忆。1周后再用此药，再次出现上述症状，立即停药，观察4天未再发，出院后随访半年，精神一直正常。

女，46 岁，因腹痛、发热发作 1 天入院。经临床检查和 B 超诊断为胆囊炎。使用氨苄西林加左氧氟沙星 0.4g，予葡萄糖注射液一同静脉滴注，qd。治疗 3 天后体温正常，症状好转，第 7 天时患者精神恍惚，答非所问，给予地西泮 10mg 肌内注射后夜间安静入睡。次日晨，继续使用左氧氟沙星时再次出现烦躁不安、幻听、哭笑无常等精神症状。神经系统检查未见异常。急查脑电图、心电图、肝、肾功能、电解质均正常。停止使用左氧氟沙星，继续用氨苄西林治疗，第 2 天精神症状消失。

分析： 左氧氟沙星是氧氟沙星的左旋异构体，抗菌活性高于氧氟沙星，在相同剂量时，左氧氟沙星的不良反应发生率仅为氧氟沙星的 1/3。分析不良反应发生机理：①氟喹诺酮类及其代谢产物与 γ - 氨基丁酸（GABA）受体结合，GABA 是抑制性神经递质，由于 GABA 受体被氟喹诺酮类占用，使中枢神经的兴奋性增加；②药物的相互作用影响氟喹诺酮类与 GABA 受体结合：如依诺沙星与非甾体消炎药芬布芬合用时，芬布芬的代谢产物 4 - 联苯乙酸可以使氟喹诺酮类与 GABA 受体结合作用扩大 300 倍；③依诺沙星与茶碱合用时，两药的血药浓度均增高，不良反应增加。氟喹诺酮类相关癫痫发作经常有一些诱因，如严重的脑血管粥样硬化、癫痫病史、脑瘤、缺氧及代谢异常等。因此，当合并脑外伤、中枢神经系统感染或卒中时，尽量避免使用氟喹诺酮类。

（二）左氧氟沙星致过敏性休克

病例信息： 女，37 岁，因双眼红肿，视物模糊 1 天，入院治疗。住院查体：体温 38℃、脉搏 75 次/min、呼吸 22 次/min，血压 110/70mmHg，意识清楚。双眼睑、球结膜红肿充血，青霉素皮试阳性，入院后给予生理盐水 250mL + 左氧氟沙星 0.3g。当给左氧氟沙星液 8min 后，患者突感下颌皮肤瘙痒，很快出现胸闷、气促、大汗淋漓、面色苍白、呼吸困难、烦躁不安、脉搏微弱。测体温 37.5℃、脉搏 20 次/min、呼吸 30 次/min、血压 60/35mmHg，继而出现呼吸、心跳骤停。考虑为过敏性休克。立即停止滴注，给予胸外按摩、输氧、去枕平卧、畅通呼吸道等治疗，医嘱给予 0.9% 生理盐水 250mL + 地塞米松 10mg 静滴，5% 葡萄糖 250mL + 多巴胺 40mg 静滴，肾上腺素 1mg、654 - 220mg，肌注。严密观察生命体征、尿量。经过 60min 的积极抢救，患者逐渐恢复心跳，120min 后呼吸恢复，后上述症状逐渐消失，血压恢复到正常，但患者出现意识障碍，最后诊断为缺血性脑瘫。

分析： 盐酸左氧氟沙星对大多数临床分离菌的抗菌活性为氧氟沙星的 2 倍，对甲氧西林敏感葡萄球菌、溶血性链球菌、肺炎链球菌等的抗菌作用强。因左氧氟沙星疗效更高、组织分布更好、不良反应更低，在临床上得到广泛应用。据报道，不良反应的发生率为 6.3%，主要有恶心、呕吐、腹部不适、腹泻、食欲不振、腹痛、腹胀以及失眠、精神紧张、头痛、头昏等神经系统症状和皮疹、瘙痒、手足皮肤脱屑。其不良反应发生与年龄、剂量、疗程、有无过敏史、是否合并用药 5 个因素有关。临床上使用盐酸左氧氟沙星，少有不良反应，发生过敏性休克者实属罕见，应引起临床医生的高度重视。

（三）左氧氟沙星致严重肝损害

病例信息： 女，76 岁，主因皮肤黄、目黄、小便黄 1 周，入院治疗。患者约 1 周前无明显诱因出现皮肤、巩膜黄染，尿黄，伴腹胀，食欲下降，无厌油腻，无发热腹痛。当时未予重视，后因皮肤、巩膜黄染逐渐加深，遂入院就诊。入院症见：乏力，皮肤、巩膜黄染，尿黄，腹胀，食欲下降，无皮肤瘙痒，无腹痛及肩背部放射痛、无发热寒战、无恶心呕吐，无反酸烧心，饮食及睡眠尚可，大便每 2 日 1 次，偏干，近期体重无改变。既往史：3 周前行白内障手术，术后常规服用左氧氟沙星 0.2g，2 次/天抗感染 5 天，并以左氧氟沙星滴眼液滴眼 1 周，用药 2 周后出现皮肤、巩膜黄染，尿黄；否认冠心病、高血压、糖尿病等慢性病史；否认肝炎、结核等传染病史；否认药物及食物过敏史；否认外伤及输血史；无疫区接触史；无烟酒嗜好。体格检查，神志清楚，精神尚可，全身皮肤黏膜黄染，巩膜黄染，心、肺、腹部未见异常。入院实验室检查，排除甲乙丙丁戊型肝炎。腹部 B 超：①脂肪肝，肝内钙化灶；②胆囊增厚，胆囊炎；③肝门淋巴结肿大。腹部 CT：轻度脂肪肝，慢性胆囊炎。患者住院期间予还原型谷胱苷肽、熊去氧胆酸、茵栀黄注射液、复合维生素 B 等治疗 3 周，肝功能及黄疸指标明显下降，无不适主诉，住院 3 周后好转出院。

分析： 本例患者为老年女性，既往体健，否认慢性肝胆系统病，本次发病前有用药史：患病 3 周前曾因白内障手术使用左氧氟沙星治疗 5 天。抗感染 2 周后出现急性肝损害，黄疸为主要表现，结合以往文献中有左氧氟沙星致肝损害的报道，笔者认为患者的肝功能与发病前使用左氧氟沙星有关。左氧氟沙星是第三代喹诺酮类抗菌药物，具有较强的抗菌作用，向细胞内趋化作用强，主要通过肝脏代谢和肾脏排泄，因此对肝脏、肾脏有一定毒性作用，但文献中引起急性肝损害的报道少见。加拿大已经收到国内 44 例左氧氟沙星导致肝胆损害的报告。在这 44 例报告中，有 5 例肝衰竭，9 例肝炎，1 例肝肾综合征，这 15 例肝损害病例中有 5 例死亡；其余 29 例报告包括肝酶水平增高、淤胆型肝炎以及黄疸。左氧氟沙星的产品说明中已经提示可能导致肝损害。有关左氧氟沙星致肝损害和血糖异常的病例国内报道很少。临床医生在使用该药时仍需注意其肝损害，治疗期间应注意监测肝功能。

（四）左氧氟沙星导致肾功能损害

病例信息： 男，54 岁，因胃脘胀痛反复发作 2 年，加重 1 月余，入院。入院体检：T 36.2℃，P 104 次/min，R 24 次/min，BP 100/60mmHg。发育正常，神清，体消瘦，营养差，精神不振，双肺呼吸音清，未闻及干湿啰音，律齐，腹平软，肝脾无肿大，双下肢无水肿。化验检查：血常规：WBC 8.4 × 10^9/L，N 0.873；肾功能：BUN 7.94mmol/L；Cr 129.0μmol/L；胃镜检查：慢性萎缩性胃炎；B 超：左侧附睾炎。入院后使用左氧氟沙星 0.2g，iv，bid 静脉地主抗感染治疗，4 天后，患者出现乏力、精神萎靡等症状，复查肾功能：BUN 7.61mmol/L，Cr 159.3μmol/L；BUN 8.22mmol/L，Cr 153.4μmol/L；因考虑左氧氟沙星引起的暂时性改变而没有给予重视，继续用药，两周后，患者全身乏力加重并伴有头晕，后复查肾功能：BUN 10.38mmol/L，Cr 13.2μmol/L，几天后再次复查肾功能：BUN 8.05mmol/L，Cr 121.8μmol/L，患者出院。

分析： 左氧氟沙星是新的氟喹诺酮类药物，由于其抗菌谱广，疗效好，临床广泛应用于严重及反复感染的治疗，随着使用范围的扩大，各种不良反应的报告不断增加，以过敏性休克、药物性皮疹、静脉炎（局部）表现多见。该药对肾有一定的毒性，使用时可出现一过性肌酐升高，停药后可恢复。该患者用药引起的严重肾功能损害可能存在个体差异，是对左氧氟沙星的肾毒性敏感所致。因此，提醒人们临床应用时要考虑用药人群的个体差异。

（五）左氧氟沙星致严重胃肠道反应和黄疸

病例信息： 男，71 岁，因右股骨颈骨折入院。入院查体：T 37.3℃，P 80 次/min，R 21 次/min，BP 150/80mmHg。查体合作，全身皮肤巩膜无黄染，术前检查肝功能各项指标均正常：丙氨酸转氨酶 16.0U/L，碱性磷酸酶 60.5U/L，乳酸脱氢酶 190.8U/L，总胆红素 18.1μmol/L（正常值 2 ~ 17μmol/L），直接胆红素 3.7μmol/L（正常值 0 ~ 4μmol/L）。既往无药物过敏反应史，家族中无高血压、肿瘤、糖尿病及其他遗传病史。在全麻下行右全髋关节置换术。术后当天为预防感染予左氧氟沙星 0.2g 加入 5% 葡萄糖注射液 250mL 中静脉滴注，2 次/天，并予奥美拉唑 42.6mg 加入 0.9% 氯化钠注射液 100mL 中静脉滴注，以预防应激性溃疡；β - 七叶皂苷钠 30mg 加入 5% 葡萄糖注射液 500mL 中静脉滴注，1 次/天，以消除肿胀。治疗当天晚上，病人主诉恶心欲吐，腹部不适。当时考虑为麻醉后反应和静脉应用镇痛药物引起的反应，未予特殊处理。术后第 2 天早晨，病人仍诉恶心呕吐，不能进食，且患者皮肤巩膜出现轻度黄染，即停用所用的镇痛药物，并在输液中加入维生素 B_6 200mg 静脉滴注，术后第 3 天，病人黄疸加重，急查肝功能为：丙氨酸转氨酶 36.1U/L，碱性磷酸酶 49.1U/L，乳酸脱氢酶 264.0U/L，总胆红素 22.3μmol/L，直接胆红素 7.0μmol/L。即停用左克，改用创成（硫酸依替米星注射液）0.3g 加入 5% 葡萄糖 250mL 中静脉滴注，1 次/天。其他两种药物继续使用。此后，病人未再诉胃肠道不适，黄疸在停用左克 9 天后逐渐消退。

　　分析：本品具有抗菌谱广、抗菌作用强的特点，适用于呼吸、泌尿、生殖系统、皮肤软组织、肠道、手术后伤口、腹腔与关节感染。该药在用药期间可能会出现恶心、呕吐等胃肠道症状，亦可出现一过性肝功能异常。上述不良反应的发生率为 0.1% ~ 5%，疗程结束后可迅速消失。本例病人因为预防手术后感染在应用该药后出现严重胃肠道反应和黄疸，停用左克后原有的不良反应逐渐减退消失，改用创成后，患者未再诉恶心、呕吐、腹部不适。因此，说明使用左克与不良反应的出现有时间上的关联。

（六）左氧氟沙星致糖尿病患者剥脱性皮炎

　　病例信息：女，21 岁，因上腹痛伴恶心呕吐 3 天，意识不清 10h 入院就诊。入院查体：体温 35.6℃，心率 88 次/min，呼吸 24 次/min，血压 13.3/8kPa。血气分析：pH 7.13，二氧化碳分压 1.9kPa，氧分压 25kPa。血糖 36.1mmol/L，血酮体 9.50mmol/L。血常规：WBC 25.24×10^9 个/L，N 0.818，L 0.122，M 0.056。彩色多普勒示：肝胆胰脾未见异常。临床诊断为：糖尿病酮症酸中毒并感染。入院后给予头孢哌酮 1.5g 入液静滴，bid，补充胰岛素、碱性药物及补液治疗。5 天后患者病情好转，神志清，无腹痛及恶心呕吐，全身无瘙痒。复查血常规：WBC 19.09×10^9 个/L，中性粒细胞 92%，淋巴细胞 3.3%，单核细胞 4.5%，血糖 17.8mmol/L，停用头孢哌酮，改用每支为 0.1g 的左氧氟沙星 0.2g 入液静滴，bid。左氧氟沙星用了 3 次共 0.6g，第 2 天下午患者腹部、四肢开始瘙痒，第 3 天腹部四肢出现少量红色斑丘疹，请皮肤科会诊，诊断为药物性皮疹。停用左氧氟沙星改用拉氧头孢 0.5g 入液静滴，bid，给予地塞米松 5mg 入液静滴，异丙嗪 50mg 注射后瘙痒减轻。第 4 天面部、四肢、躯干均出现红色斑丘疹，第 6 天全身的斑丘疹密密麻麻并逐渐融合成片，皮肤潮红，体温波动于 37 ~ 40℃之间。给予钙剂、激素、仙特敏及维生素 C 对症治疗，效果不明显。第 8 天患者躯干四肢遍布大小不一的水疱，多处破溃剥脱，有浅黄色渗液，无脓苔，脸部皮肤红肿消退，少许脱屑。皮肤科诊断为：剥脱性皮炎。皮肤剥脱处用 1∶2000 黄连素甘油外用，用油纱覆盖行半暴露疗法，继续进行抗过敏治疗。又经 10 天治疗全身皮肤脱屑，红肿逐渐消退，无瘙痒，无疤痕痊愈出院。

分析：左氧氟沙星是喹诺酮类药物，临床上不良反应报道较多。患者以往无任何药物食物过敏史，应用头孢哌酮后无任何过敏症状，而应用左氧氟沙星第 2 天就出现瘙痒，说明此糖尿病患者的剥脱性皮炎确系注射左氧氟沙星所致。

（七）左氧氟沙星致球结膜水肿

病例信息：男，54 岁，因头痛、鼻塞伴腹泻 1 天，入院就诊。患者既往无特殊病史及药物过敏史。查体：T 36.4℃，P 80 次/min，R 16 次/min，BP 120/70mmHg。全身各系统未见异常。血常规：WBC 4.85×10^9/L，N 0.677，L 0.223，M 0.082，E 0.016，Hb 155g/L，PLT 168×10^9/L。诊断：上呼吸道感染（胃肠型）。给予左氧氟沙星 0.3g 加入 5% 葡萄糖氯化钠注射液 500mL 中静滴，滴速 40 滴/min。静滴 10min 时，患者感双眼发痒不适，似有突出感，未予重视。静滴 1h，患者感到双眼肿胀，有明显异物感，无皮肤瘙痒、发红，亦无心慌、胸闷等，视力无改变。查体：T 36.8℃，BP130/75mmHg，P 95 次/min。全身皮肤无红肿或皮疹，心肺未见异常，腹软，肝脾未触及。考虑为左氧氟沙星过敏反应，即刻停用此药，眼科检查：双眼视力 1.2，眼睑轻度肿胀，球结膜轻度充血，水肿明显，角膜透明，双侧瞳孔等大等圆，直径 3mm，直接眼底镜检见双眼视盘边界清，色淡红，视网膜血管走行及 A∶V 比未见异常，黄斑区中心凹反光存在，未见视网膜出血、渗出或脱离。给予 0.1% 氟甲松龙眼液、0.25% 氯霉素眼液，每 0.5h 频点双眼，治疗 4h 后双眼球结膜水肿明显减轻，次日完全消退。

分析：本例患者静脉滴注左氧氟沙星治疗后出现双眼球结膜水肿，经停药并局部抗过敏治疗有效，且患者在此期间未用其他药物，故可确定为左氧氟沙星过敏所致。左氧氟沙星的不良反应涉及消化、神经、血液系统、肝、肾和皮肤黏膜过敏反应等，消化道反应最为常见；中枢神经系统症状表现为头痛、头晕、失眠，重者可致精神障碍。而本病例仅表现为双眼球结膜水肿，而无全身其他过敏反应症状，笔者未见文献类似报道，其机制尚待进一步观察和分析。

（八）左氧氟沙星致无菌性跟腱炎

病例信息：女，33 岁，因发热、腹痛、腹泻、排脓血便 2 天入院。发病前有不洁饮食史。查体：体温 37.8℃。心肺未闻及异常。腹软，左下腹压痛，无反跳痛，肠鸣音 5～7/min。血白细胞 14.7×10^9/L，中性粒细胞 0.803；粪常规：黏液脓血便，脓细胞 10～12/HP，红细胞 4～6/HP；粪便培养有痢疾志贺菌生长。诊断为急性细菌性痢疾。给予左氧氟沙星 0.3g 每日 1 次静脉滴注，次日体温正常，腹痛消失，大便次数减少且外观转为正常。入院第 3 天，患者在输入左氧氟沙星约 15min 时出现发热，体温 37.5℃，未做特殊处理。数分钟后突然出现脚踝部疼痛，沿跟腱出现长条状红肿，体温 39℃，脉搏 110/min。观察无其他异常，考虑为左氧氟沙星所致无菌性跟腱炎，即停用左氧氟沙星，绝对制动，应用呋塞米促进药物排泄，氢化可的松脱敏、抗炎，跟腱部红肿疼痛渐消退，体温正常。

分析： 左氧氟沙星是氧氟沙星的左旋光异构体，属于第四代氟喹诺酮类广谱抗菌药。其不良反应主要为消化系统反应，引起无菌性跟腱炎和高热者临床罕见。氟喹诺酮类药物导致跟腱损伤的机制，可能和其螯合特性有关。大鼠服用氧氟沙星后，跟腱呈现腱细胞的细胞质及细胞器水肿，细胞同基质分离。本例提醒临床，对此类不良反应需引起重视。

（九）左氧氟沙星致腹水

病例信息： 男，23 岁，因头痛、咽喉痛、发热 2 天，入院就诊。患者平素体健，无药物过敏史。查体：T 38.3℃、P 85 次/min、R 20 次/min、BP 100/70mmHg。患者神志清楚、精神好、咽部充血，心肺听诊未闻及杂音，腹软，无压痛，肝脾未触及。化验检查 WBC 8.9×10^9/L，N 0.78，L 0.20，尿常规正常，肝、肾功能正常；X 线检查：心肺未见异常。诊断：上呼吸道感染。给予左氧氟沙星 200mg 静滴 1 次。次日，患者出现恶心、腹胀、腹痛、腹泻，查体：T 36.3℃、P 76 次/min、R 20 次/min、BP 110/70mmHg，面色潮红，腹部膨隆，腹肌紧张，腹部压痛明显，腹部触诊可闻及移动性浊音。腹部 B 超显示：腹腔内可见片状无回声暗区，深度 52mm，可见肠管漂浮。B 超诊断：腹水（中量）。停用左氧氟沙星。立即给予 5% 葡萄糖注射液 500mL + 地塞米松 15mg 静滴，呋塞米 20mg 肌注，20% 甘露醇 250mL 静滴。第 2 天上述症状消失，复查 B 超显示腹腔未见异常回声，再未出现上述症状，故考虑患者为左氧氟沙星所致腹水。

分析： 左氧氟沙星常见的不良反应是胃肠道反应，如恶心、呕吐、食欲下降、腹痛、腹泻等。但其引起腹水的不良反应未见报道，提示医护人员在使用左氧氟沙星时应密切观察，如患者出现异常反应，立即停药并采取相应措施，避免药物不良反应发生。

五、洛美沙星不良反应的病例分析

（一）洛美沙星致急性肝功能衰竭

病例信息：男，80岁，因反复咳嗽、咳痰、气喘20年，加重伴胸闷、气短1个月入院。入院时查体：口唇黏膜紫绀，桶状胸，双肺广泛湿啰音及哮鸣音。心率98次/min，律齐。肝浊音界正常，脾脏未触及，肝区无叩击痛。肝功能检查：总胆红素20.48μmol/L，直接胆红素5.96μmol/L，GPT 25U/L。诊断为慢性支气管炎合并肺部感染；肺气肿。给予抗感染、洛美沙星注射液0.2g，静滴，1次/12h，化痰、止咳、解痉、平喘、对症等治疗。5天后症状缓解，但出现恶心、乏力、纳差、全身皮肤、黏膜、巩膜黄染，小便似浓茶水样。查肝功：总胆红素175.43μmol/L，直接胆红素84.81μmol/L，谷丙转氨酶357U/L，血常规正常，尿常规UBG（＋＋）。腹部B超无胆道结石及胆道梗阻情况，肝炎病毒检测阴性，诊断为急性肝功能衰竭。立即停用洛美沙星，给予保肝退黄，促进肝细胞再生，对症等治疗后，患者全身皮肤黏膜黄染消退明显，反复复查肝功，各项指标呈下降趋势，半月后查肝功正常，全身皮肤、黏膜无黄染，治愈后出院。

分析：洛美沙星对大多数与呼吸道感染有关的病原菌有很高的抗菌活性，能很好地透入肺组织，在呼吸道分泌液中有较高浓度，故常用于治疗呼吸道感染。此次导致急性肝功能衰竭可能是：①本身基础疾病缺氧、二氧化碳储留、心功能不全使肝脏瘀血，肝功能损害；②老年人肝脏储备及代偿能力减低；③洛美沙星直接对肝细胞损害及机体对洛美沙星的免疫反应。因此临床应用洛美沙星时应重视老年病人，或考虑有肝功能不良者要慎用或减少使用剂量，以免发生严重后果。

（二）洛美沙星致严重肢痛症

病例分析：女，35岁，因小阴唇内侧红肿疼痛4天，入院诊治。经妇科检查后诊为前庭大腺炎。给予洛美沙星0.2g静滴，qd。治疗前测T 37.2℃，P 18次/min，BP 120/75mmHg，其他无异常现象。治疗第1天，患者自述静滴后左上臂疼痛，给予布洛芬300mg口服。第2天疼痛减轻，继续上述治疗。静点后疼痛加剧，左上臂不能抬举，且左下肢也出现疼痛，不能抬举。转医院CT检查正常，血常规检查正常。给予能量合剂、维生素B_1、维生素B_6、维生素B_{12}治疗，补充钙剂。治疗3天后症状完全消失。数日后，由于患者认为该药对前庭大腺炎有效，故委托他人自购两瓶在家静滴。静滴后患者再次出现上述症状，入院治疗。处置方法同上，3天后症状消失，以后无复发。因此可以确定其肢痛症为洛美沙星所致。

分析：洛美沙星为喹诺酮类抗菌素，抗菌谱广，故临床应用广泛。其副作用有皮疹、中枢神经系统异常等。但用药后出现单侧肢痛症者少见，其机制不明。

（三）洛美沙星致跟腱损伤

病例信息：女，84 岁，因肺部感染入院治疗。使用盐酸洛美沙星葡萄糖注射液，静脉滴注，0.4g/次，1 次/天。其他药物有生脉注射液、注射用头孢哌酮钠等。傍晚发现右跟腱下部有疼痛感，晚上加剧，用双氯芬酸二乙胺乳胶剂外涂，无明显效果，且出现肿胀。停用洛美沙星，并请骨科会诊，检查发现，右跟腱下部外侧有明显肿胀和触痛，未摸及缺损，诊断为右跟腱损伤，原因待查。继续用扶他林外涂，并注意观察病情变化。几日后患者自诉好转，经检查，虽有肿胀，但无压痛，患者出院。

分析：某些氟喹诺酮类药物可以增加跟腱炎的发生率，其中氧氟沙星最高。氟喹诺酮类药物引起腱鞘炎的病理生理学机制仍不清楚，据报道，其机制与软骨损伤、缺血、对胶原纤维的毒性作用、自主神经紊乱和免疫反应有关。使用易感药物如氟喹诺酮类药物和皮质激素时，应注意骨关节的反应，一旦出现局部疼痛或者肌腱炎时，立即停用引起反应的药物，对症治疗并休息受到影响的肢体直至症状消失。

（四）洛美沙星致血管性水肿

病例信息：女，38 岁，因咳嗽、咳痰、咽痛 3 天，遵医嘱口服盐酸洛美沙星 0.2g，tid。当口服此药的第 2 天晚（共口服 6 次），患者上唇发胀，随之肿胀迅速加重，波及下颌、双眼睑，仅 2 个多小时，整个颜面呈非指凹性水肿，上下口唇发亮，口周可见米粒大小水泡。即到医院就诊。此间未用其他药物，诊断为"严重血管性水肿"，为药物过敏反应，停用洛美沙星，给予泼尼松 10mg，tid；维生素 C 0.2g，tid；葡萄糖酸钙 1.0g，tid，口服 3 天。治疗的第 2 天水肿明显减轻，7 天痊愈。

分析：盐酸洛美沙星属喹诺酮类广谱抗菌药，使用此药可偶见皮疹、皮肤瘙痒等过敏反应，但引起如此严重的血管性水肿罕见，提示临床医师注意观察。

（五）洛美沙星致中毒性大疱型表皮松解症

病例信息：女，29 岁，因腹部疼痛，白带多，来院就诊。妇科检查：B 超见子宫直肠陷窝处有液性暗区。外阴正常，阴道内分泌物多，脓性。临床诊断：盆腔炎。给予洛美沙星葡萄糖注射液 0.4×250mL，iv，qd。奥硝唑 0.25g，po，tid，给药 3 天后患者大腿内侧皮肤潮红，并有密集针尖样脓疱，逐渐向全身扩散，次日大腿内侧出现大水泡，表面松解脱落，经皮肤科会诊，诊断为中毒性大疱型表皮松解症，病人在 3 周内除洛美沙星和奥硝唑外，未用其他任何药物，疑为洛美沙星注射液所致，停用洛美沙星续用奥硝唑，给予泼尼松 10mg、氯苯那敏 4mg，po，外用炉甘石洗剂，症状逐渐减轻，病情好转，未再出现上述症状，8 天后痊愈。

分析：本病例在停用洛美沙星后症状缓解并好转，证明中毒性大疱型表皮松解症状发病可能是由洛美沙星引起的 I 型过敏变态反应。在所有洛美沙星不良反应中，皮肤过敏约占 2.9%，乏力 3.1%，心动过速 2.8%，胃肠反应 3.5%，头痛头晕 3.4%，光感性皮肤病 3.5%。本例则为大疱型表皮松解症，应引起注意。

（六）洛美沙星致癫痫大发作

病例信息：女，60 岁，因受凉、饮食不当致腹痛、腹泻每日 4~5 次，为稀便，体温 37.5℃，自服洛美沙星片 400mg，3 次/日，连服两天，腹痛、腹泻好转，体温正常。于最后一次服药后 2h 出现头部及左上肢抽动，继而出现四肢呈强直性抽搐，牙关紧闭，口吐白沫，神志不清，颈部及胸部皮肤出现散在出血点，无恶心、呕吐，无二便失禁，持续 10min 左右。入院后经检查，中度异常脑电图（考虑与使用安定有关）。患者既往有反流性食管炎史，无癫痫病史，无心脏病、高血压及脑血管病史。经神经内科多次会诊除外脑血管病变，考虑为药源性癫痫，与服用洛美沙星有关。给予每日静点醒脑静注射液 30mL 及大剂量维生素 C，治疗目的为清神醒脑、抗过敏及增强机体抵抗力。5 天后复查血生化示：ALT 101U/L，AST 121U/L，ALP 301U/L。脑电图无异常，皮肤出血点消退，随访两月，抽搐未发作，遗留后背肌肉酸痛。

分析：喹诺酮类抗菌药是指吡啶酮酸并联苯、吡啶或嘧啶环等芳香环组成的化合物，通过选择性地抑制细菌促旋酶与拓扑异构酶而出现抗菌作用，是对人类相对安全的一类合成抗菌药。洛美沙星为第三代喹诺酮，体内抗菌活性优于环丙沙星等，中枢神经毒性与光毒性发生率较其他品种高。喹诺酮类抗菌药可通过 γ-氨基丁酸受体激动剂与 γ-氨基丁酸结合使中枢神经兴奋性增高，发生癫痫发作。因此在应用喹诺酮类抗菌药物时要警惕癫痫样发作不良反应的发生，既往有癫痫及惊厥史者服用喹诺酮类抗菌药时更易发生中枢神经系统毒性反应，应禁用。

（七）洛美沙星致过敏性休克

病例信息：女，60 岁，以"腹痛伴恶心约 3h"急诊入院。入院当日早晨进食油条，上午 10 点左右出现上腹部疼痛，呈持续性，伴恶心腹胀，无腹泻呕吐，休息不见好转入院求治。既往无过敏病史。入院查体后，初步考虑：急性胃炎。予 654 - 2 肌肉注射，泮托拉唑及洛美沙星静脉滴注。静脉滴注洛美沙星约 15min，患者出现四肢麻木、皮肤瘙痒，约 25min 后意识不清、四肢末梢苍白、皮肤湿冷，血压 86/45mmHg，考虑：过敏性休克。紧急停洛美沙星，予肾上腺素 1mg、地塞米松 20mg 静脉推注，并予地塞米松 30mg + 生理盐水 500mL 静滴、吸氧、心电监护，之后约 20min 意识恢复，50min 左右肢体麻木、皮肤瘙痒消失，四肢末梢皮肤恢复正常，血压 102/65mmHg，继观 2h，患者生命体征稳定正常。

分析： 洛美沙星为氟喹诺酮类抗生素，近年多有该药引起过敏性休克的报道，其中涵盖了洛美沙星的片剂、胶囊制剂、滴眼液及静脉注射制剂。多数患者及时处理后均恢复，但最为严重的 1 例过敏反应引起了患者死亡，且患者有青霉素过敏，但本例过敏性休克患者无过敏病史。上述资料显示，不论洛美沙星是何种剂型和给药途径，也不论患者是否有过敏史或过敏体质，患者在接受洛美沙星治疗时似乎均有发生过敏性休克的可能性。因此，不建议患者在医院外使用洛美沙星。

（八）洛美沙星致心跳呼吸骤停

病例信息： 女，63 岁，因咳嗽咳痰 2 周，发热 1 天，入院就诊。遵医嘱给予阿莫西林舒巴坦 3.0g 和盐酸洛美沙星注射液 0.4g 静脉滴注治疗。第 1 天滴注完，诉乏力，未引起重视。第 2 天滴注完，患者从床上坐起，诉心前区不适，随即突然跌倒在地、面色青紫、呼之不应。大动脉波动摸不到，胸廓无起伏，心跳呼吸停止。排除阿莫西林舒巴坦所致的速发型过敏反应，考虑为洛美沙星所致 Q - T 间期延长引起心跳骤停。立即就地平卧，胸前区锤击 2 次，并行胸外心脏按压和人工呼吸，同时通知医生。约 100s 后患者自主呼吸、心跳即恢复，面色转红，意识逐渐清醒。遵医嘱给予持续低流量吸氧，重新建立静脉通道，地塞米松 5mg、阿托品 1mg 静脉注射。测体温 36℃，脉搏 70 次/min，血压 120/70mmHg，呼吸 20 次，心电图示 Q - T 间期延长。追问病史，患者无药物过敏史，有窦性心动过缓史。2h 后患者病情好转，留观 24h 后平安离院。

分析： 本例患者有心脏病史，静脉滴注洛美沙星后导致 Q - T 间期进一步延长而引起心跳骤停，因抢救及时，才挽救了患者生命。因此在临床工作中，对患者要问清病史，特别是老年患者或过敏体质患者使用洛美沙星时，滴速应慢，并密切观察，加强巡视，重视患者的任何表述，发现异常及时停药；护士应熟知药物不良反应并能准确识别不良反应，临危不乱，迅速而正确地采取抢救措施，才是抢救成功的关键。

（九）洛美沙星致血糖升高

病例信息： 男，72 岁，因发热、右上腹不适 2 天，入院治疗。查体：

T 38.0℃，P 82 次/min，BP 130/85mmHg，咽部充血，皮肤、巩膜无明显黄染，肝肾区有叩痛。胸透：心肺膈正常。B超检查：肝硬化。临床诊断：肝硬化。给予盐酸洛美沙星注射液 0.2g，ivgtt，qd。次日患者出现口渴、多饮、多尿等症状。复查空腹血糖（GLU）为 11.7mmol/L，尿糖（+）。次日，停用洛美沙星注射液，改用头孢唑林钠治疗。结果患者的口渴、多饮、多尿症状逐渐消失。再查空腹血糖（GLU）为 5.8mmol/L，尿糖（−）。由于该患者肝功能差，年龄较大，在抗感染治疗时没有联用其他抗菌药物，因此推测血糖升高为盐酸洛美沙星注射液所致。

分析：盐酸洛美沙星主要不良反应为头痛、恶心、光过敏、眩晕、腹泻和腹痛等，极少见致血糖异常升高并出现尿糖，是否与该患者的特殊体质相关，具体机制尚不明确。

六、氟罗沙星不良反应的病例分析

（一）氟罗沙星致癫痫

病例信息：男，68 岁，以发烧、右上腹部痛两天，入院就诊。查体：神清呼吸平稳，痛苦面容。T 38.1℃，BP 130/80mmHg，心肺听诊无异常，腹平软，右上腹有触痛（+），叩打痛（+），血常规白细胞 15.4×10^9/L，中性：0.82，淋巴：0.18，B超：胆囊内可见 1.0cm × 1.2cm 结石。诊断：胆囊炎胆囊结石。病人既往无药物过敏史，无癫痫病史，给予肌注 654 - 210mg，静点 5% 葡萄糖 250mL，氟罗沙星 0.4g，静滴 1 次/天。病人第 2 天静滴上述药物，当液体进入 200mL 时，病人突然出现抽搐，手指呈鹰爪样改变，口吐白沫，牙关紧闭，颜面发绀，皮肤出汗，唤之不应。立即给予停止输液，肌注安定 10mg，静推 25% 葡萄糖 20mL + 10% 氯化钙 10mL，静滴 5% 葡萄糖 250mL + 维生素 C 2.5g + 地塞米松 10mg 静滴，病情 20min 后缓解。

分析：氟罗沙星属喹诺酮类药物，其抗菌谱广，抗菌作用强，生物利用度高，组织渗透性好，不良反应少，与其他药物很少交叉耐药。氟罗沙星药物具有亲脂性，可通过血脑屏障进入脑组织，抑制 γ - GABA 与其受体的结合，可导致中枢神经兴奋，诱发癫痫。老年人因血浆蛋白含量的降低及血浆蛋白与药物的结合能力下降，较易发生中枢神经系统症状。本文报道的两例患者氟罗沙星用量均为常规剂量，患者既往无癫痫史及家族史，使用氟罗沙星后出现癫痫样症状，停药及对症处理后，症状消失。笔者认为对于癫痫病患者、过敏体质及老年人应避免使用，以免引起不良反应。

（二）氟罗沙星致过敏性休克引发多器官功能障碍综合征

病例信息： 女，36 岁，因右侧附件包块行剖腹探查包块切除术。术后抗炎治疗，氟罗沙星 0.2g 加入 5% 葡萄糖溶液 500mL 内静滴 1 次/日。首次输液后患者感轻微腹痛；次日用药后主诉下腹疼痛不适，血压正常，腹部出现出血性红疹；第 3 天腹痛加剧，入 B 超室检查，途中静滴氟罗沙星 0.2g。B 超结果提示盆腔大量积血，肠管扩张。测血压 9.33/8kPa，心率 140 次/min，神志淡漠，瞳孔 3mm，对光反射减弱，上肢、肩臂部、腹部及大腿根部皮肤有紫红色出血斑，口唇、四肢末梢青紫，鼻腔渗血，腹部膨隆。急入手术室行剖腹探查术，术中见腹腔内有淡红色液体约 1500mL，双侧卵巢系膜及腹膜后静脉丛等处可见大量血栓。术后第 2 天患者出现肺、心、肝、肾、肠胃及凝血机能等多器官功能不全，诊断为 II 型变态反应（过敏性休克、过敏性紫癜、光敏性皮炎，并发播散性血管内凝血、多脏器功能障碍综合征）。经过 10 昼夜奋力救治，患者痊愈出院。

分析： 氟罗沙星是第二代喹诺酮类广谱抗生素，不良反应率为 4.48%，主要是胃肠道反应和皮肤的光敏反应等，当药物吸收紫外线能量后可加重皮肤损伤和变态反应。该患者既往对青霉素、普鲁卡因过敏，首次应用氟罗沙星后即出现皮肤红疹、腹痛，第 3 次用药时患者和药物均暴露于阳光下约 10min，使患者病情急剧恶化。此病例提示护理人员：①使用氟罗沙星时应注意观察胃肠道反应及皮肤情况，注意避光；②发现异常立即停药，及时处理。

（三）氟罗沙星致溶血性贫血

病例信息： 男，69 岁，因咳嗽、憋喘 7 天，尿黄 5 天入院。既往有慢性支气管炎病史 5 年。患者 7 天前因咳嗽、憋喘在内科门诊应用氟罗沙星 0.4g/天静滴治疗 5 天，第 1 天静脉输注该药后发现尿呈茶色，2 天后发现尿呈棕黄色。查体：T 36.5℃，P 80 次/min，R 16 次/min，贫血貌。巩膜黄染，神志清楚。桶状胸，听诊双肺可闻及于湿性啰音，肝脏未触及，脾肋下约 2cm，腹水征阴性。实验室检查：Hb 102g/L，WBC 7.4×10^9/L，RBC 2.02×10^9/L，尿胆原（＋），尿潜血阴性，大便常规正常，TB 72.8μmol/L，ALT 33U/L，血浆白蛋白 39.9g/L，血浆球蛋白 36.6g/L，Coombs 试验阴性，Ham 试验阴性。B 超检查：肝脏大小形态正常，脾厚 5.0cm，脾肋下 3cm。诊断为：①药物性溶血性贫血；②慢性支气管炎（急性发作期）。入院后停用氟罗沙星，给予铁剂，维生素 B_{12} 及叶酸，应用青霉素抗感染治疗，入院第 10 天 TB 28.1μmol/L，DB 10.3μmol/L，ALT 8U/L，第 11 天好转出院。40 天后复查 Hb、RBC、TB、DB 及 ALT 等指标均正常。

分析：氟罗沙星是喹诺酮类抗生素，临床中引起溶血性贫血的报道比较少见。本例患者应用氟罗沙星后当日即出现溶血性黄疸，停药并适当治疗后恢复正常。故确诊为氟罗沙星所致药物性溶血性贫血应属无疑。正常红细胞在受到药物等氧化剂损害作用时，能通过磷酸己糖旁路，在 G6PD 的作用下生成大量还原性谷胱甘肽（GSH），从而防止红细胞膜和血红蛋白被氧化。而若 G6PD 缺乏或活性不足者的红细胞中不能产生足够的 GSH，则使血红蛋白发生变性沉淀，进而影响红细胞的功能，使红细胞发生破裂，产生溶血及黄疸。氟罗沙星为临床上较常用的抗生素，需注意这种少见的副反应。

（四）氟罗沙星致严重嗜酸性粒细胞增多症

病例信息：男，80 岁，主因慢性咳嗽、咯痰、气喘 30 余年，加重伴发热 2 天入院。查体：T 38℃，P 72 次/min，BP 130/70mmHg。咽部稍充血，两肺呼吸音粗，双下肺底可闻及少量水泡音。X 线胸片示：慢性支气管炎继发感染，肺气肿。外周血白细胞 13.87×10^9/L。中性粒细胞绝对值 12.65×10^9/L，嗜酸性粒细胞绝对值 0.18×10^9/L。诊断为慢性支气管炎继发肺感染，阻塞性肺气肿。给予氟罗沙星 0.2g，2 次/日静脉滴注，分别于 8:00、16:00 避光滴入，嘱患者在治疗期间及治疗后数天内避免长时间暴露于明亮光照下，避免引起光敏反应。用药 3 天后体温 36.2℃，咳嗽、咯痰明显减轻，肺部啰音消失，无不适主诉。外周血白细胞 18.79×10^9/L，中性粒细胞绝对值 5.03×10^9/L，嗜酸性粒细胞绝对值 11.59×10^9/L。嗜酸性粒细胞显著增高。患者无皮疹、腹痛、腹泻、恶心等不适反应。患者既往无药物过敏史，住院期间也无接触其他过敏因素。因此考虑为氟罗沙星所致，予以停药，未给予其他特殊处理。并于停药后 3 天、7 天、14天、2 个月连续复查血常规，嗜酸性粒细胞逐渐降低并恢复正常。

分析：氟罗沙星为第二代喹诺酮类抗菌药，对革兰氏阴性菌有较强的抗菌作用，对革兰氏阳性球菌亦具有中等抗菌作用。其作用机制是通过抑制细菌的旋转酶而起杀菌作用。该药的不良反应以胃肠道反应较为常见，可表现为腹部不适或腹痛、腹泻、恶心呕吐、食欲不振。中枢神经系统的反应可有头昏、头痛、兴奋、嗜睡等。过敏反应有皮疹、皮肤瘙痒，少数患者有光敏反应，周围血象可有白细胞降低等。该病例提示抗生素不断更新换代，在应用新药时应严密观察药效及其毒副作用。严密观察生命体征的变化，及时、正确地采集血标本，做好辅助检查，发现异常情况应及时停药，并采取积极措施减少不良反应发生，增强病人用药的安全性。

（五）氟罗沙星致严重胃肠道不良反应

病例信息： 女，36 岁，以"尿频、尿急、尿痛，伴血尿 2 天，小腹痛、腰酸"为主诉，入院。体检：T 36.7℃，P 80 次/min，R 19 次/min，BP 120/100mmHg；查尿常规：Pro：+，BLD：+++，BIL（胆红素）：+，脓细胞：++，红细胞：++；血常规：WBC13.8 × 10^9/L，L 17.2%，N 77.1%。白带镜检显示：脓球：++。初步诊断为：淋证，湿热下注（中医诊断），急性泌尿系统感染（西医诊断）。给予"清热解毒，凉血通淋"之中药煎剂（内含：大小蓟，生地，丹皮，白茅根，仔草，车前子，淡竹叶，藕节，黑地榆，琥珀，甘草梢，茯苓等），水煎服，每日 1 剂，及 0.9% 氯化钠注射液 100mL + 氨苄西林注射液 2.5g，iv 天 bid，1.2% 克林霉素磷酸酯注射液 50mL（0.6g）ivd，bid，鱼腥草注射液 100mL，5% 葡萄糖注射液 250mL + 对氨基苯甲酸注射液（PAMBA）0.3g，ivd，qd（×3），5% 葡萄糖注射液 500mL + VitB6 0.2g + VitC 1.0g，iv 天，qd，抗感染和止血的对症治疗。第 6 天患者之尿频、尿急及肉眼血尿症状已明显改善，并逐渐消失，但双小腹仍不时有酸痛不适之感。第 11 天查血 RPR（梅毒抗原试验）（-），腰痛及腹痛症状消失，于第 15 天（22 日）撤掉氨苄西林注射液、VitB6 和 VitC。第 19 天患者自诉又出现尿频、尿急、尿痛、血尿夹血块，伴腰酸，小腹胀闷疼痛，尿痛以排尿后期最为明显。经追问，患者诉近 2 天有性生活史，且饮水亦较少，体检 T 37.1℃，予急查尿常规显示：Pro：+++，BIL（胆红素）：+，潜血：+++，WBC：++，RBC 计数：690.80 个/mL，WBC 计数：24.2 个/mL，即予 PAMBA 0.3g +5% 葡萄糖注射液 500mL，ivd，qd，对症止血治疗，及鱼腥草注射液 100mL，ivd，qd，和 0.2% 氟罗沙星注射液 100mL，ivd，qd，抗感染治疗。约 3h 后，患者自诉头晕、畏寒、恶心欲呕，进而出现上吐下泻的症状，当天下午及晚上共发生 3 次呕吐 2 次腹泻。考虑为氟罗沙星注射液所致，故停用该药。拟恢复注射氨苄西林注射液，但皮试（+），拟改用头孢唑林注射液 0.5g，结果皮试亦显（+），最后改用呋喃妥因 100mg，potid，而鱼腥草注射液和 PAMBA 继续使用，嘱其多饮水，静心治疗调养后，上吐下泻的症状未再出现，恶心欲呕、头晕、畏寒等不良症状逐渐消退，尿频、尿急、尿痛、血尿夹血块，伴腰酸，小腹胀闷疼痛等症状亦逐渐改善并最后消失，患者痊愈出院。

分析： 氟罗沙星的作用机制是通过抑制细菌 DNA 旋转酶而起杀菌作用。本品为广谱抗菌药，临床主要用于肠杆菌属、肺炎克雷伯菌、变形杆菌、沙门菌、大肠埃希菌、甲氧西林敏感葡萄球菌等敏感菌引起的各种感染。据有关文献资料刊载，氟罗沙星常见不良反应为胃肠道反应（恶心、呕吐、腹泻、便秘）和中枢神经系统反应（表现为失眠、头痛、头晕、烦躁、迷失方向及幻觉症状等）。亦可引起皮肤光过敏、静脉炎、皮疹、皮肤瘙痒、心慌、痉挛等，程度大多轻微。本例氟罗沙星所致不良反应与上述文献资料所述基本相符，但出现上吐下泻的严重胃肠道反应的临床报道较为少见。

（六）氟罗沙星致锥体外系反应

病例信息：男，57 岁，因间断咳嗽、咳痰、气喘 1 年，入院治疗。患者于 1 年前无明显诱因下出现咳嗽、咳痰、气喘、乏力等症，在当地医院就诊拍胸片提示"结核"，在当地疾控中心给予四联抗痨治疗一年，但咳嗽、咳痰、气喘仍有发作，遂来我院就诊，门诊胸片提示：两肺继发性肺结核，两肺间质纤维化、两膈粘连，故又收住我科治疗。入院查体 T 36℃，P 76 次/min，R 20 次/min，BP 140/80mmHg，神清、精神差，全身皮肤黏膜无黄染，无出血及皮疹，浅表淋巴结无肿大，口唇无紫绀，颈静脉无怒张，气管居中，胸廓对称，双肺呼吸音略低，未闻及干湿啰音及胸膜摩擦音，心音有力、律齐，未闻及杂音，腹部无异常，神经系统检查无明显异常发现，实验室检查：WBC 4.6×10^9/L，N 74.6%，L 22.4%，RBC 5.46×10^{12}/L，Hb 147g/L，PLT 112×10^9/L，粪尿常规正常，痰找结核杆菌阴性，结核抗体（+），血沉 25mm/h，PP 天（+），心电图正常，入院后给予利福喷丁、异烟肼、吡嗪酰胺、丙硫异烟胺、丁胺卡那、氟罗沙星治疗，入院第 3 天晨起时，出现全身不自主的静止性震颤，以头部及双手为著，且伴有头晕、恶心，无发热皮疹、视力模糊、听力减退及肢体疼痛等症，神经系统检查，肌张力略偏高，余无异常发现，考虑为抗痨药氟罗沙星所致，停用氟罗沙星，继续使其他抗痨药，二日后震颤及头晕完全消失，此后再未出现类似的症状。

分析：氟罗沙星为含氟的喹诺酮类广谱抗菌药，通过抑制细菌 DNA 旋转酶而发挥杀菌作用。半衰期 9.9～11.6h，临床应用广泛，其不良反应发生率约 4.48%，其中神经系统较为多见，大多为头痛、头晕、惊厥、抽搐、失眠、精神失常，但以锥体外系为主要表现的报道不多。氟罗沙星的神经毒性的机制尚不十分清楚，可能与氟罗沙星具有脂溶性，易透过血脑屏障，脑脊液中的浓度较高，而氟罗沙星可抑制脑内的抑制性递质 γ－氨基丁酸与受体结合，使中枢神经系统兴奋性增高，产生神经系统反应，本院此例患者用药后出现全身不自主震颤，颇为少见，提示临床用药可予以注意。

（七）氟罗沙星致全身荨麻疹

病例信息：女，38 岁，因尿频、尿急、尿痛 2 天，来院就诊，T 37.9℃，

BP 130/80mmHg，神志清楚，呼吸平稳，心肺听诊无异常；化验血常规：WBC $12.6 \times 10^9/L$，中性0.80，淋巴0.20；尿常规：WBC满视野。诊断急性泌尿系感染，病人既往无药物过敏史，予氟罗沙星0.4g静滴。在开始静滴氟罗沙星约2min时，患者出现全身性荨麻疹，并伴有胸闷、呼吸困难等症状。查体：BP 100/60mmHg，双肺呼吸音粗，心率118次/min，心律规整。立即停止输液，更换输液器，予地塞米松10mg滴入，同时，给予低流量吸氧，大约5min后胸闷、呼吸困难等症状缓解，周身荨麻疹逐渐消退，再次测血压120/75mmHg，心率92次/min。

分析：氟罗沙星属喹诺酮类抗菌药物，常见的不良反应为消化道反应，如恶心、呕吐、腹痛、腹胀。也可能出现中枢反应，如头痛，头晕，睡眠不良。并可诱发癫痫等，快速静滴时可以出现血管周围皮肤瘙痒及疼痛等，发生过敏反应者罕见，临床应用时一般不要求做皮试。本例患者在静滴氟罗沙星2～5min即出现全身性荨麻疹，并伴有胸闷、呼吸困难等症状，考虑为静点氟罗沙星导致的速发型过敏反应。经抗过敏治疗后迅速缓解。本例提示我们，对于喹诺酮类抗生素的应用，不能忽略其过敏反应的发生，为预防或减少药物的不良反应的发生，临床应用中应注意，用药过程中应严密观察病情变化。

（八）氟罗沙星致低血钙

病例信息：女，32岁，因咽痛、发热伴偶尔干咳2日入院。既往无低血钙抽搐及精神病史。入院体格检查：体温38.7℃，咽红，双侧扁桃体Ⅱ度肿大、充血。双肺呼吸音清。实验室检查：白细胞 $8.3 \times 10^9/L$，中性粒细胞0.89，淋巴细胞0.11。X线胸片未见异常。诊断：急性咽炎。予氟罗沙星0.4g及利巴韦林静脉滴注治疗，滴速每分钟30滴。46min后输液至92mL时，全身麻木，双手手指持续性抽搐，呈典型"助产士手"。考虑低血钙所致，急查血钙为1.5mmol/L，即予10%葡萄糖酸钙20mL加入5%葡萄糖250mL静脉滴注，15min后无明显好转，接着予10%葡萄糖酸钙10mL加入50%葡萄糖10mL缓慢静脉推注，大约35min后才完全缓解。第2日继续用氟罗沙星时再次出现类似症状，这才考虑为药物所致，改用青霉素治疗，3日后复查血钙正常。

分析：氟罗沙星为第三代喹诺酮类药物，具有高效、广谱、低毒、长效等特点，其常见不良反应为胃肠道反应及失眠、头痛等神经系统症状。本例患者既往无抽搐史，用药后才出现反应，实验室检查证实为低血钙。因此，临床应用氟罗沙星时要注意低血钙反应，低血钙病人尤应慎用。

（九）氟罗沙星致幻觉

病例信息：女，58岁，因恶心、胃痛、腹泻半天来诊，查体：

T 37℃，P 84 次/min，R16 次/min，BP 120/80mmHg，神清，心肺听诊无异常，腹软，无反跳痛，肠鸣音 5 次/min，便常规：WBC 2~3/UP，诊断为急性胃肠炎。给予病人静滴 0.9% 氯化钠注射液 250mL，加入氟罗沙星注射液 0.4g，病人上述症状好转。病人静滴氟罗沙星后 1h，出现幻觉症状，给予 5% 葡萄糖注射液 250mL，加入地塞米松 5mg，维生素 C 2.5g 静滴，2h 后幻觉症状消失。

分析：本例病人考虑为静滴氟罗沙星导致幻觉症状。为预防或减少药物的不良反应发生，提示我们对喹诺酮类抗菌药物应用不能大意。应注意不良反应、注意事项、禁忌证等，应仔细询问病史，对老年、体弱多病、特异体质、中枢神经系统病人，用药过程中应严密观察病情变化。

七、莫西沙星不良反应的病例分析

（一）莫西沙星致肝肾功能异常

病例信息：男，83 岁，因发热伴咳嗽 2 天，入院治疗。患者既往无慢性肝病史，平时未使用其他药物。近期体检肝肾功能检查均正常。入院后给予莫西沙星 0.4g 加入 0.9% 氯化钠注射液，1 次/天静脉滴注；同时合用异丙托溴铵和沙丁胺醇雾化吸入治疗。第 2 天血生化检查：ALT 201U/L，AST 455U/L，TBIL 60μmol/L，红细胞沉降率 27mm/h。查体：皮肤、巩膜轻度黄染，胆囊区及右上腹部压痛。腹部 B 超示急性胆囊炎。遂加用甲硝唑和还原型谷胱甘肽治疗，当时考虑患者氨基转移酶及胆红素升高与胆囊炎、胆管梗阻有关。次日复查血生化：ALT 258U/L，AST 470U/L，ALP 322U/L，γ-GT 311U/L，TBIL 72.1μmol/L。继续按原方案治疗，但黄染呈进行性加深。第 8 天查体皮肤及巩膜黄染明显。尿常规：pH 值 4.7。尿糖（-），尿蛋白（+），CCr 187.5μmol/L，BUN 40.16mmol/L；24h 尿蛋白定量测定 0.8g。腹部 B 超示胆总管未见梗阻及扩张，胰胆管造影未见胆管梗阻，排除胆道梗阻的可能。考虑肝肾功能异常可能与药物有关，遂停用莫西沙星，改为头孢曲松与阿奇霉素联合使用，同时继续保肝治疗。第 10 天复查血生化：ALT 76U/L，AST 103U/L，ALP 310U/L，γ-GT 411U/L，TBIL 86.2μmol/L，DBIL 59μmol/L。第 19 天查体：患者皮肤、巩膜无黄染，右腹部无压痛。实验室检查：ALT 25U/L，AST 21U/L，TBIL 44.5μmol/L，DBIL 28μmol/L，ALP 194U/L，γ-GT 178U/L，BUN 8.78mmol/L，CCr 112μmol/L。共住院 23 天，复查血生化指标基本恢复至正常范围，黄疸消退。

分析：莫西沙星在肝脏代谢，其代谢过程不依赖细胞色素酶 P450 系统，有 22% 原药及约 5% 葡萄糖醛酸结合物随尿液排出，约 25% 随粪便排出，在轻、中、重度肾功能减退以及肝功能受损的患者中，其药动学参数无变化。莫西沙星说明书中也指出：肝肾功能减退患者不必调整剂量。但本例在治疗中同时出现了肾功能受损，考虑可能与患者在肝功能受损的前提下，药物通过肾脏排泄的比例相对增加有关。本例肝肾功能受损是否与剂量有关，尚需临床进一步观察；也提示临床：当患者出现氨基转移酶升高，尤其是黄疸时，应引起医生的高度重视，及时停药并给予保肝治疗。因此，当患者存在肝肾功能受损时，给药剂量是否调整、如何调整也值得临床重视。

（二）莫西沙星致过敏性休克

病例信息： 女，56 岁，因"服用莫西沙星 30min 后头晕无力、面色苍白伴喘息 20min"入院。患者既往患脑梗死、假性球麻痹、饮水及进食呛咳。1 年前曾因咳嗽、喘息在某医院呼吸科门诊就医，诊断吸入性肺炎，予以口服莫西沙星 0.4g，1 次/天，未出现任何不良症状。20 天前患者咳嗽、喘息伴发热，体温 38.5℃，肺 CT 示右肺下叶见一斑片状致密阴影，其内见纤维条索状高密度影。临床诊断吸入性肺炎。在我院呼吸科住院治疗。予以盐酸头孢吡肟及克林霉素静脉滴注，对症治疗后复查肺 CT 病灶阴影大部分吸收，病情好转出院。出院后第 2 天患者口服莫西沙星 400mg，未服用其他药物。30min 后出现头晕无力，面色苍白，喘息，神志模糊急入院。入院查体：体温 36.1℃、脉搏 105 次/min、呼吸 36 次/min、血压65/45mmHg。神志模糊，问话不能回答，呼吸促，查体不合作，口唇及颜面部苍白。四肢及躯干部可见大片红色斑丘疹。双肺听诊右肺底可闻及少许湿音。心率 105 次/min，律齐。神经系统未见病理体征。诊断：过敏性休克（莫西沙星过敏）。治疗予吸氧，1：1000 肾上腺素 0.5mL 皮下注射，右旋糖酐 500mL 及氢化可的松 200mg、多巴胺静脉滴注，静脉补液，二羟丙茶碱 0.25mg 静脉推注。氯苯那敏（扑尔敏）10mg 肌肉注射。30min 后患者血压上升到 90/65mmHg，呼吸平稳，神志清，问话可回答。颜面及口唇颜色红润，心率 85 次/min。4h 后尿量 500mL。2 天后四肢及躯干部红色斑丘疹渐退，患者病愈出院。

分析： 莫西沙星是第 4 代新型氟喹诺酮类广谱抗生素。口服或静脉滴注剂量均为 400mg，1 次/日。已广泛应用于呼吸系统、泌尿系统、皮肤等感染疾病。莫西沙星是新型 8 - 甲氧基喹诺酮，增强了抗厌氧菌的活性，降低了潜在的光毒性，且很难出现耐药性。莫西沙星最常见的不良反应为胃肠道紊乱，其次为中枢神经系统反应，症状较轻微且可逆，偶有皮疹报道。相关研究显示，莫西沙星既不会增大心血管不良事件，也不会引起糖代谢紊乱。如本例这样的严重过敏反应致休克尚未见报道。由此我们在临床活动过程中应密切观察药物的不良反应，及时纠正，以避免产生严重不良后果。

（三）莫西沙星致荨麻疹、上嘴唇麻木

病例信息： 女，50 岁，因喉痛自觉感冒即口服莫西沙星 0.4g，qd，约 30min 后感觉双足痒，继而双上肢、躯干都瘙痒，皮肤发红，脸部肿胀、发红、发热，手抓后脸上、身上有白色风团，上嘴唇肿胀麻木，头昏难受。立即给予 50% 葡萄糖 20mL + 10% 葡萄糖酸钙 10mL 静脉注射、地塞米松 5mg 静脉注射，半小时后瘙痒减轻，但上嘴唇仍肿胀、感觉麻木，当晚又口服氯雷他定 10mg，qd。第 2 天脸、嘴唇肿胀好转，但上嘴唇仍感有些麻木，3 天后基本恢复正常。

分析： 患者平素无药物过敏史，当天未接触其他易过敏物质，也未食用致敏的可疑食物，有明确的服药史，又在服药后 30min 出现症状，故诊断为莫西沙星所致不良反应。莫西沙星是第四代新型 8 - 甲氧基喹诺酮类抗菌药物，通过抑制细菌的 DNA 复制、转录、修复及重组所需的细菌 DNA 拓扑异构酶发挥抗菌作用。本药抗菌谱广，对革兰氏阳性菌、阴性菌、厌氧菌均有抗菌活性。口服 0.2 ~ 0.4g，1 ~ 3h 达血药峰浓度，目前临床除主要用于治疗呼吸道感染外，在其他各科的应用也越来越普及。文献曾有消化系统、中枢神经系统及过敏性休克等不良反应的报道，引起上嘴唇麻木的较少见。因此临床应用此类药物时应注意观察患者的症状和体征，注意其不良反应的发生，同时应加强患者合理用药的教育。

（四）莫西沙星致老年患者精神和视觉异常

病例信息： 男，92 岁，因反复咳嗽、咳痰、气喘 30 年，加重 2 天，入院老年科治疗。既往有高血压、血糖异常、慢性肾功能不全及膀胱造瘘史，对青霉素过敏，否认使用过同类氟喹诺酮类药，既往使用过头孢噻肟钠无过敏反应发生。入院诊断：慢性阻塞性肺疾病急性发作，低氧血症，高血压病 2 级（极高危），心功能 Ⅱ 级，冠心病，慢性肾功能不全，低钾血症。入院后给予吸氧、心电及血氧饱和度监测，氨茶碱缓释片、盐酸氨溴索片剂、单硝酸异山梨酯片、金水宝胶囊，同时补充氨基酸。为控制肺部感染，给予盐酸莫西沙星氯化钠注射液 400mg。1 次/天，静脉滴注；头孢噻肟钠 3.0g/次，3 次/天，静脉滴注。患者用药次日诉胸闷、心慌、视觉异常，感觉周围一切物体均为灰色调，精神萎靡。急查各项实验室指标，除中性粒细胞 0.949 较入院时有所升高外，其他指标均未见明显变化。继续予以上述方案治疗，晚间患者开始烦躁，逐渐出现幻听、幻觉及谵妄状态，视觉异常（灰视）加重，无畏寒发热，食纳尚可。考虑为药物引起

的不良反应，暂停莫西沙星氯化钠注射液，继续使用头孢噻肟钠及其他药物。停莫西沙星氯化钠注射液第 2 天，患者视觉异常（灰视）、幻听、幻视等症状较前减轻，无发热、无胸闷心慌，期间未做抗过敏治疗，停用莫西沙星 5 天后上述症状全部消失。

分析：氟喹诺酮类抗菌药物易引起中枢神经系统兴奋性增加，可能与该药具有阻断中枢抑制性递质 γ－氨基丁酸（GA－BA）与受体相结合有关，从而抑制大脑皮层 GABA 递质调节而引发中枢兴奋的精神症状。本例患者出现上述不良反应首先与药物本身的药理作用密切相关，其次可能与老年患者的基础状况及过敏体质亦有一定关联性。本例提示医护人员在临床工作中应密切观察患者的反应，特别对老年患者及既往有过敏史的患者，应引起重视，及时纠正，避免发生严重的不良后果。

（五）莫西沙星致皮疹

病例信息：男，83 岁，因"咳嗽、咳痰、喘 2 天，发热 1 天"入院治疗。入院前 2 天患者曾在家自服盐酸莫西沙星 400mg，qd，共 2 天，因效果不好住院治疗。既往有慢性喘息性支气管炎、冠心病、心功能不全、高血压病、糖尿病及脑血管病后遗症史，长期服用扩冠、降压和降糖药物治疗。磺胺类药物过敏史。入院体检：T 36.9℃，P 89 次/min，R 27 次/min，BP 166/89mmHg。双上肢和躯干皮肤可见突出于皮肤表面的红色斑丘疹。双肺可闻及多量痰鸣音和少量湿啰音，HR 89 次/min，律齐，各瓣膜区未闻及杂音，腹软、略膨隆、无压痛及反跳痛，肝脾未触及，双下肢轻度水肿。入院诊断：慢性喘息性支气管炎急性发作，冠心病、心功能不全、高血压病、糖尿病、脑血管病后遗症。入院后立即停止口服盐酸莫西沙星，改用头孢他啶静脉点滴，同时予甲基强的松龙 20mg，qd，iv；氯雷他定 10mg，poqd，炉甘石洗剂外用，并加强皮肤护理。3 天后皮疹渐消退，至出院时皮肤完全恢复正常。

分析：盐酸莫西沙星是第 4 代喹诺酮类药物，其抗菌谱广，对多种革兰氏阴性和阳性菌有良好的抗菌活性，临床上常用于治疗呼吸道、泌尿生殖系和胆系感染。文献曾有消化系统、心血管系统和中枢神经系统等不良反应的报道，引起皮疹者少见。本例患者因患冠心病、高血压病、糖尿病等长期服用降压、降糖等药物。本次因咳嗽、咳痰和发热，加用盐酸莫西沙星。皮疹发生期间及好转后，原降压、降糖等药物连续服用，故皮疹的发生与盐酸莫西沙星有关。因此应加强患者合理用药教育，临床应用此类药物时应注意观察患者的症状和体征，注意其不良反应的发生。

（六）莫西沙星致猝死

病例信息：女，71 岁，因发热 3 天，意识障碍 3h，门诊以意识障碍原因待查收入神经内科。既往受体健康，入院体检：T 38.3℃，R 24次/min，P 124次/min，BP 135/75mmHg，急性病容，意识模糊，双侧瞳孔等大等圆，对光反射灵敏，无面瘫舌瘫，双肺呼吸音增粗，未闻及干湿性啰音，心界不大，HR 124次/min，腹软，无压痛反跳痛，四肢肌力不配合检查，肌张力正常，生理反射存在，病理反射未引出，脑膜刺激征阴性。入院查血常规：WBC $14.6 \times 10^6/L$，中性粒细胞占81%，余正常，查尿常规、大便常规、肝肾功能、电解质均正常，腰穿脑脊液压力、常规、生化和培养均正常，心电图正常，头颅CT未见明显异常，肺部CT示左中肺感染，诊断肺部感染并感染中毒性脑病。给予头孢哌酮舒巴坦抗感染治疗，患者第2天神志转清，但是仍然发热，最高T 39.7℃，连用3天后患者神志清楚但体温无改变，此时痰培养结果提示莫西沙星敏感，随换用莫西沙星0.4g/天，连用2天，体温正常。在应用第4天下午，患者突然出现意识丧失，呼吸丧失，双侧瞳孔散大，无抽搐，立即行心肺复苏，心电监护示快速室颤，立即给予电除颤处理，25min后患者心律恢复但呼吸未恢复，应用呼吸机2天后患者再次出现心跳停止，经抢救无效死亡。

分析：虽然莫西沙星通常具有良好的耐受性，但在临床使用过程中出现的不良反应限制了临床应用，因此在临床应用过程中要掌握适应证，做好预防，避免猝死等严重不良反应的发生，因此在使用过程中我们要把握以下原则：

（1）用药过程中注意随时观察患者表现，避免严重不良反应的发生；

（2）根据患者个体差异，对于高龄患者、有基础心脏疾病的患者、电解质紊乱的患者，应用莫西沙星要慎重；

（3）应用莫西沙星的患者要控制滴速，并且应用时间尽可能的短；

（4）应用过程中要随时监测心电图、肝肾功能、电解质和神经精神症状，如有不良反应要立即停药，并对症治疗；

（5）配药时须严格按照配伍禁忌和药物之间相互作用来操作。

（七）莫西沙星致严重低血糖

病例信息：男性，89岁，有Ⅱ型糖尿病史5个月，未规则服药治疗。主因反复咳嗽、咳痰10年，气促1年，加重1个月，以两肺特发性间质性肺炎伴感染收入院。查体：T 37.9℃，BP 151/86mmHg，两肺呼吸音粗，两中下肺可闻及散在中细湿啰音，HR 92次/min，心律齐，各瓣膜听诊区未闻及病理性杂音。胸部CT示两肺间质性纤维化伴感染，两侧少量胸腔积液。入院后予盐酸莫西沙星氯化钠注射液400mg/100mL，静脉滴注，1次/天。监测血糖谱提示血糖波动于正常范围，予饮食控制，未使用降糖药。治疗3天后，患者体温恢复正常，咳嗽、气促症状明显减轻。用药7

天后患者突然出现烦躁不安，监护示：血压 112/62mmHg，经皮氧饱和度 90%，心率 110 ~ 145 次/min，房颤心律。查体：两侧瞳孔等大等圆，急诊 肝肾功能、心肌酶谱、钾、钠、氯均正常范围，急诊血糖2.18mmol/L。考 虑低血糖反应，予 50% 葡萄糖注射液 20mL 静脉注射，嘱患者多进食。2h 后复测指尖血糖 1.60mmol/L，予 50% 葡萄糖注射液 10mL/L 持续微泵静脉 注射，血糖波动于5.7 ~ 7.6mmol/L，患者烦躁症状缓解，恢复窦性心律， 进食量较平常无减少，未使用降糖药物，考虑低血糖为莫西沙星所致，予 以停用盐酸莫西沙星氯化钠注射液，2 天后患者血糖趋于平稳，葡萄糖注 射液逐渐减量后停用。此后多次血糖监测均未再发生低血糖，患者病情好 转出院。

分析： 国内曾有莫西沙星引起低血糖反应的报道，但发生于同时合用 降糖药的糖尿病患者。本例患者未使用降糖药，所致低血糖反应严重而顽 固，停用莫西沙星后需 50% 葡萄糖液静脉微泵注射维持 2 天后血糖方趋于 平稳。因此莫西沙星引起血糖代谢紊乱的不良反应需引起临床重视，对于 糖尿病患者，应慎用莫西沙星，在使用该药过程中应密切注意低血糖反应 的临床症状和监测血糖变化，出现低血糖应及时停药并补充葡萄糖液，避 免发生严重不良后果。

（八）莫西沙星致痛性周围神经病

病例信息： 女，65 岁，因"发热伴咳嗽、咳脓痰 3 天"在某医院呼吸 科就诊，行胸部 CT 提示左下肺感染。给予静滴莫西沙星注射液 400mg，qd， 同时静滴盐酸氨溴索注射液 30mg，bid，口服盐酸溴己新片 8mg，tid，并 口服左旋氨氯地平片 5mg，qd 降压。几日后，患者出现双足发麻感，伴轻 微刺痛，次日患者双足麻木及刺痛逐渐加重，且向双侧小腿发展。即肌注 甲钴胺注射液 0.5mg，qd，维生素 B$_1$ 注射液 100mg，qd，口服芬必得胶囊 0.3g 及奥卡西平片 0.3g，bid；继续原抗感染及祛痰治疗方案。患者下肢 疼痛加剧，难以忍受，转入我科。既往有慢性支气管炎史，急性发作时常 使用头孢菌素抗感染及盐酸氨溴索、盐酸溴己新祛痰，无特殊不适；高 血压病史 10 年，口服左旋氨氯地平片 5mg，qd，血压控制良好。入院查 体：血压 140/84mmHg，心肺听诊无异常。疼痛 VAS 评分 10/10，双下肢 浅感觉减退，余无异常。入院后停用莫西沙星、氨溴索、溴己新，静滴单 唾液酸神经节苷脂注射液 100mg，qd、甲钴胺注射液 0.5mg，qd，肌注维 生素 B$_1$ 注射液 100mg，qd、鼠神经生长因子注射液 18μg，qd 等营养神经， 口服普瑞巴林胶囊 75mg，bid 及度洛西汀胶囊 60mg，qd 控制疼痛。入院 第 7 天疼痛 VAS 评分6.5/10，给予普瑞巴林胶囊150mg，bid，其他治疗不 变。患者于第 24 天出院，出院时疼痛 VAS 评分 1.0/10，双小腿疼痛麻木基本消退，双足仍有轻微麻木及轻微刺痛。出院后继续服用普瑞巴林及度洛西汀，1个月后疼痛完全消失，仅双足轻微麻木感，逐渐减量停用度洛西汀及普瑞巴林。随访至今疼痛无复发。

分析： 患者出现神经症状前使用了左旋氨氯地平、盐酸氨溴索、盐酸溴己新、莫西沙星4种药物，其中左旋氨氯地平服用10年一直无明显异常，患者述既往有多次慢性支气管炎急性发作时使用氨溴索、溴己新史，均未见明显异常不适，故不支持上述3种药物所致周围神经病变。患者周围神经病变系在莫西沙星使用第5天出现，与莫西沙星使用存在明显时间相关性。此外，有报道喹诺酮类药物暴露可致周围神经病，结合本例患者用药史，考虑为莫西沙星所致痛性周围神经病。检索中国生物医学文献数据库检索词为"莫西沙星"和"周围神经病"，无莫西沙星致周围神经病报道。鉴于莫西沙星有致周围神经病风险，临床使用该药，应对此反应有足够警惕，以保障患者安全。

八、加替沙星不良反应的病例分析

（一）加替沙星致低钾血症

病例信息： 男，33岁，因"肺部感染"收入院。入院前在门诊用三代头孢抗炎治疗5天，效果不佳，并出现发热而收入院。既往有高血压病史，无药物过敏史。入院后给予加替沙星0.4g静脉点滴，静滴过程中无不良反应发生，静滴完3h后突感全身无力，后双手、脚不能抬起，感心慌、憋气，当时患者及家属非常着急，询问是什么原因。查体：神情，精神较差，对答切题，HR 83次/min，律齐，双肺底可闻及干、湿啰音，腹平软，无压痛，双下肢无水肿。颅神经（-），四肢肌力1-2级，腱反射等弱，病理征（-）。急查血常规和血钾，示血常规正常，血钾1.9mmol/L，立即给予总量8g钾静滴和口服，16h后，患者情况明显好转，可以下床活动，查四肢肌力恢复正常，复查血钾4.2mmol/L。

分析： 加替沙星为新一代氟喹诺酮类合成抗菌剂，为8-甲氧基氟喹诺酮类外消旋体化合物，体外具有广谱的抗革兰氏阴性和阳性微生物的活性，其R-和S-对映体抗菌活性相同，通过抑制细菌的DNA旋转酶和拓扑异构酶IV产生抗菌作用，从而抑制细菌DNA复制、转录和修复过程。抗菌实验结果均表明，本品对敏感的革兰氏阳性菌、革兰氏阴性菌微生物具抗菌活性，在临床上应用广泛，对呼吸、泌尿、胆系、皮肤等感染都有较好的治疗效果。加替沙星无酶诱导作用，不改变自身和其他合用药物的清除代谢，在体内代谢极低，主要以原形经肾脏排出。其主要副作用为胃肠道反应，恶心、呕吐及腹泻等，静脉炎，神经系统反应，可引起高血糖和低血糖，故糖尿病患者和癫痫患者慎用，而罕见引起电解质紊乱，引起低钾就更少见。

（二）加替沙星致精神障碍

病例信息： 男，48 岁，因被砍伤入院，入院时患者神志清晰，左下肢腘窝处皮肤有一长约 4cm 的刀口，流血不止，左膝部以下活动略有限制，感觉存在。入院后在腰麻下行急诊左腘窝探查修复术加血管神经吻合术，手术经过顺利。术后抗感染每天给予加替沙星 400mg 静脉点滴。用药后第 3 天，患者出现躁动不安、恐惧、思维紊乱、幻觉等精神症状，经精神病专科医生会诊，临床诊断为加替沙星的副作用引起的精神障碍。立即停用加替沙星，并应用抗精神病药氟哌啶醇 5mg、东莨菪碱 0.3mg 肌肉注射，每天 1 次。治疗 3 天后躁动不安、幻觉消失，恐惧感、思维紊乱好转，继续治疗至第 5 天精神障碍症状消失，停用抗精神病药，1 周后出院。随访 1 年未见类似症状复发。

分析： 加替沙星在患者和健康志愿者体内耐受性良好，不良反应轻微，对每日服用加替沙星 400mg 的 3021 名患者的统计，常见的不良反应有恶心（8%）、腹泻（4%）、头痛（4%）、头晕（3%），中枢神经系统不良反应的发生率较低，本例患者用药后出现的精神障碍症状实属罕见，估计是患者被人砍伤时精神与人格上同时受到伤害而出现恐惧感，在此前提下出现加替沙星的中枢神经系统不良反应，促使患者躁动不安、思维紊乱，并产生幻觉。根据加替沙星的药代动力学，此药在体内分布广，能透过血脑屏障，静脉注射约 80% 以原形通过尿液消除。因此以精神障碍症状为药物不良反应出现时，采用停药、增加补液措施从而促进加替沙星从体内排出是有理论依据的。

（三）加替沙星致癫痫发作

病例信息： 男，76 岁，慢性肾功能不全尿毒症，腹膜透析患者，因胸闷 4 周入院。入院后评估腹膜情况，考虑心功能不全因透析不充分所致，改行血液透析 3 次/周，经充分透析后心功能改善。患者出现咳嗽、咳少量黄黏痰，发热，查体：体温 37.8℃，肺部听诊双下肺可闻及中等量湿啰音。查血象白细胞 10.1×10^9/L，N 0.85，胸片提示肺部感染。予加替沙星 0.4g + 生理盐水 100mL，每日 1 次静滴，第 3 天清晨起床时突然出现烦躁不安、流口水、牙关紧闭、双眼上翻、口唇紫绀，无神经系统定位体征，病理征阴性。心电图、电解质未见异常，既往无类似症状发作，考虑为癫痫发作，给予安定 10mg 静脉注射后患者逐渐安静下来。查头颅 CT 提示左顶、左额及左基底结陈旧性脑梗死，未见新鲜病灶，72h 后查脑电图提示：轻度异常脑电图。改用头孢哌酮继续抗炎，以后未再有类似发作，观察9个月未再发作。

分析：加替沙星是第四代氟喹诺酮类抗菌药物。加替沙星不仅保持了第三代喹诺酮类对革兰氏阴性菌的抗菌活性，对革兰氏阳性菌的抗菌活性也明显增强。另外对衣原体、支原体、分枝杆菌和厌氧菌等都有强大的杀菌作用。此外，加替沙星具有吸收迅速、组织分布广、消除半衰期长、几乎无光毒性等特点，临床适应证广泛，疗效好。主要的副作用为胃肠道反应、皮疹、头晕、恶心等，偶有肝脏和心脏毒性的报道，引起癫痫样发作则未见报道。加替沙星引起癫痫发作的原因是因其有一定的脂溶性，能通过血脑屏障进入脑组织，可抑制脑内抑制性递质氨基丁酸与受体激动型蝇蕈醇的结合，而使中枢神经系统兴奋性增高，从而导致惊厥和癫痫的发作。故对神经功能缺失、严重脑动脉硬化、肾功能不全等老年患者应用时应严格掌握剂量，避免大剂量或长疗程应用，以防止中枢神经系统不良反应的发生。

（四）加替沙星致过敏性休克

病例信息：女，76岁，既往无药物过敏史。入院就诊，患者因"先天性心脏病"服用地高辛多年，自诉近日尿急、尿痛、尿不尽，确诊为泌尿系感染，给予加替沙星胶囊0.4g，po，qd；地高辛片0.125mg，po，qd。患者回家后于当日11:00服用地高辛0.125mg，10min后服用加替沙星胶囊2粒，5min后出现心慌、胸闷、全身冷汗，随即不能言语，有濒死感。紧急送往医院图示窦性心动过缓，心率45次/min，立即停用加替沙星，吸氧，地塞米松10mg静脉注射，肾上腺素1mg皮下注射，血压升至90/60mmHg，多巴胺120mg + 0.9%氯化钠注射液500mL静脉滴注，30min后患者自觉除乏力外其余恢复正常。第2天来院复诊，停用加替沙星后未再发作。

分析：该患者服用地高辛多年未出现任何不适，期间监测血药浓度均正常，同时服用加替沙星5min后即出现严重不良反应，因此认为此不良反应可能是加替沙星合用所致。加替沙星说明书标示本品与地高辛同时服用，未见加替沙星药动学参数发生明显改变，但在部分受试者发现地高辛血药浓度升高。提醒临床医药工作者两药合用应及时监测地高辛的血药浓度，制定个体化给药方案，确保临床疗效，减少不良反应。

（五）加替沙星致心脏骤停

病例信息：女，42岁，因咳嗽、咳痰2天，发热1天以急性支气管炎收住院，遵医嘱给予加替沙星液200mL静脉滴注，1次/日。第二日患者在输入此药液约 150mL 时，突然出现烦躁、胸闷、心慌，并出现面色苍白、出冷汗等症状。护士发现后立即更换 5% 葡萄糖液 250mL，患者继而出现意识丧失，脉搏测不到，颈动脉搏动消失。立即就地平卧，予胸前区捶击 2 次，并行口对口人工呼吸，胸外心脏按压，同时报告医师。约 60s 后患者呼吸、心跳恢复，意识逐渐清醒。遵医嘱即刻给予持续鼻导管吸氧，0.1% 盐酸肾上腺素 1mg，地塞米松 10mg，阿托品 1mg 静脉推注后测 T 36℃，P 90 次/min，R 20 次/min，BP 12/8kPa。急诊做床边心电图示：Q - T 间期延长。经上述抢救处理，较快复苏。

分析：加替沙星为 8 - 甲氧喹诺酮类外消旋化合物，与喹诺酮类药物类似可使心电图 Q - T 间期延长，临床 Q - T 间期延长、低血钾或急性心肌缺血患者应避免使用本品。本品不宜与 a 类如奎尼丁、普鲁卡因胺或胺碘酮、索他洛尔抗心律失常药物合用。正在使用可引起心电图 Q - T 间期延长药物，如西沙比利、红霉素、三环类抗抑郁药的患者慎用本品。该例患者既往可能有心电图 Q - T 间期延长史，否认药物过敏史。可能与连续输液以及患者私自调节滴速过快，血药浓度快速升高，导致 Q - T 间期进一步延长有关，综合考虑认为，此次为药物急性毒性反应致心律失常而引起心脏骤停。因发现抢救及时，才使患者得以脱险。

此病例提示：在临床工作中，护士应熟知药物不良反应，输液后加强巡视，告知患者及其家属不能自行随意调节输液滴速，输此类药物时滴速一般应维持在 40 滴/min 左右。若速度过快，短时间内输入体内的药量过多易引起不良反应。其次，护士应能准确识别药物不良反应并能正确处理，当患者输液过程中出现异常情况时，应立即停药，保持液路通畅，并及时抢救治疗。

（六）加替沙星致精神症状

病例信息：女，39 岁，因下腹痛 1 周后入妇科进行系统诊治。既往药品不良反应情况为青霉素过敏，无精神病史、癫痫病史及脑血管病史，平素身体健康。查体：体温 36.5℃，脉搏 70 次/min，呼吸 20 次/min，血压 100/65mmHg，发育正常，神志清楚。神经系统检查：生理性反射存在，病理性反射未引出。胸廓正常，双肺呼吸音清，未闻及干湿性啰音。血常规：WBC 13.8×10^9 个/L，RBC 4.30×10^{12} 个/L，Hb 120g/L，N 0.80，L 0.12。结合 B 超检查及临床表现，诊断为盆腔炎。予加替沙星氯化钠注射液（每瓶 100mL 含加替沙星 0.2g，氯化钠 0.9g）200mL，ivgtt，qd。输液一天在输液部位出现静脉炎并伴有瘙痒，减慢输注速度后缓解，但输液的 3 天内患者自诉不良反应逐渐加重，主要表现为头晕、头沉重感、不能耐受较高声音、食欲不振、恶心并有呕吐感，紧张、语无伦次、烦躁不安，怀疑医生用错药物并反复诉说，间或出现头颅不自主向前点动、过度通气等精神症状，尤其于输注第二瓶注射液时症状明显加重。查体：体温36.8℃，脉搏86次/min，呼吸24次/min，血压120/80mmHg，精神检查：意识欠清、定向力正常，肌力正常，存在幻听、幻视、记忆力轻度减退，无自制力，继续密切观察。至第4天，患者难以再接受该药治疗，故停药。停用加替沙星氯化钠注射液3天后，上述精神症状消失，病愈出院。

　　分析：氟喹诺酮类药物引起神经症状的不良反应国外报道以环丙沙星多见，而加替沙星所致血糖代谢紊乱较多报道，亦有国外文献报道加替沙星致中枢不良反应的报道，但思维异常、幻觉等不良反应的发生率低于0.1%，作者仅见一例国内文献有相关报道，可能与报告不全、ADR相关表现发生即停药有关。但加替沙星致精神症状的不良反应须引起足够重视，临床医护人员用药前应详细询问病人有无精神病史和家族精神病史，避免使用加替沙星而诱发或加重此类症状。

（七）加替沙星致视觉异常

　　病例信息：男，79岁，因胆管炎入院，无药物过敏史。给予注射用加替沙星0.2g静脉滴注，2次/日。首次用药后20min，患者出现视觉异常，视物模糊。立即停药，经询问患者既往无眼科病史，行眼科检查、实验室检查未见异常。经与眼科专家会诊，考虑为药物引起的不良反应。停用加替沙星后，未对患者视觉异常做特殊处理，症状逐渐缓解，2天后恢复正常。

　　分析：近年来，随着加替沙星使用量的增加，其罕见的不良反应越来越多地被发现。研究发现，静脉用药发生不良反应的几率高于口服用药，且严重程度较强；用药剂量与药品不良反应的发生率也有密切的关系（高剂量＞低剂量）。故应严格按照药品说明书及《临床用药须知》的用法、用量用药，且疗程不应过长。在病情允许的情况下尽量采取口服用药，用药过程中应密切观察患者症状、体征的变化。对用药超过1周的患者，应监测其血尿常规、电解质、肾功能、血糖等，发现不良反应及时停药并给予相应处理。

　　为了避免和减少不良反应的发生，应严格掌握加替沙星的适应证。对肝肾功能不全患者、老年患者、有过敏史的特殊人群应慎用。同时，应注意药物相互作用，减少不合理的合并用药。临床医师应了解加替沙星不良反应发生的特点，对新的和严重的不良反应，一经发现立即报告，以获得更多的临床信息，确保公众用药安全、合理、有效。

（八）加替沙星致血尿

　　病例信息：女，43岁，因尿频、尿急1天来妇产科门诊就诊。检查无阳性体征。体温正常。尿常规检查：尿液微浊，蛋白阳性，白细胞（15～30 个/HP），上皮细胞（3～5 个/HP），红细胞（0～3 个/HP），尿培养为大肠埃希菌大于 10 万/mL，确诊为急性泌尿系统感染，药敏提示对加替沙星敏感，就诊前未使用任何药物治疗。医生给予甲磺酸加替沙星氯化钠注射液 0.4g，200mL，ivd，qd。连续使用 5 天，同时未使用其他药物。治疗 2 天后，病人尿频、尿痛症状基本消失，排尿次数明显减少，自觉症状缓解，为巩固疗效，继续使用加替沙星 3 天，于用药第 5 天病人出现腰部不适、乏力、尿频、尿液呈洗肉样色，急查尿常规：尿胆原（＋＋）、潜血（＋＋）、蛋白（＋＋）。镜检：红细胞（5 个/HP）。立即停止用药，观察 3 天，未使用任何药物，病人症状消失，复查尿常规为阴性。

分析：加替沙星在体内代谢极低，主要以原形经肾脏排除。此药的不良反应多以消化道居多，但是罕见的不良反应中提示可出现血尿，此患者使用加替沙星 5 天未超出正常用药剂量，但是出现了血红蛋白尿，由于及时停药，症状得以缓解，说明此患者使用加替沙星后，此药对肾小球毛细血管造成间接损伤，导致血尿。停药后血尿很快消失，说明加替沙星致肾损伤是暂时的、可逆的。

九、依诺沙星不良反应的病例分析

（一）依诺沙星致过敏反应

病例信息：女，24 岁，因身体不适于医院就诊。症状：咳嗽 3 天，舌暗红、苔黄厚，痰白黏，胸闷气逆，病初曾有发热。经 X 线胸透，双肺（－），临床诊断为：支气管炎。医生拟静滴青霉素 G 钠 320 万 U ＋5% 葡萄糖液 500mL，1 日 1 次。因青霉素皮试为阳性，后改用葡萄糖酸依诺沙星注射液 0.2g/100mL 静脉滴注，5min 后患者感到心悸、胸闷、针眼处刺痛，自针眼起上行一段为 20cm 血栓性静脉炎，手臂皮肤见红色皮疹。立即停药，约 30min 后患者无胸闷、心悸，症状缓解，血栓性静脉炎逐渐消失。

女，26 岁，症状：咽喉肿痛，咳嗽数日。临床诊断为：扁桃腺炎。医生拟静滴青霉素 G 钠 480 万 U ＋5% 葡萄糖液 500mL，1 次/日，加葡萄糖酸依诺沙星注射液 0.2g/100mL、1 次/日，经青霉素皮试为阴性、遵医嘱静滴青霉素完毕，续滴葡萄糖酸依诺沙星注射液约 50mL 时，患者感到心悸、胸闷，针眼处刺痛，自针眼起上行一段约 20cm 血栓性静脉炎，手臂皮肤见红色皮疹。立即停药，约 30min 后患者症状缓解，血栓性静脉炎逐渐消失。

分析：本文 2 例使用葡萄糖酸依诺沙星注射液致过敏反应。例 1 青霉素皮试阳性后，直接静滴依诺沙星致过敏反应，例 2 青霉素皮试阴性，静滴青霉素完毕，续滴依诺沙星后致过敏反应，说明可以排除青霉素引起的过敏反应。上述患者由于不发生寒颤、高热等症状，可排除输液造成的反应，但在静滴该药时要控制好静滴速度（每 100mL 不少于 1h），一旦发生过敏反应，立即停药，症状可自行缓解。

（二）依诺沙星致过敏性休克

病例信息： 女，56 岁，因 2 天前吃不洁食物感发烧，恶心，腹痛，腹泻。来医院门诊就诊。给予静脉点滴依诺沙星 0.4g。滴入约 40mL，患者突然出现面色苍白、心慌、胸闷、气短、大汗淋漓、四肢湿冷，查体，心率 82 次/min，呼吸 34 次/min，血压 46/20mmHg。立即停药，吸氧，地塞米松针 10mg 静推，肾上腺素针分次静推 3mg，异丙嗪针 25mg 肌肉注射，生理盐水 250mL + 多巴胺针 40mg 静脉点滴。7h 后患者病情稳定，转入病房进一步观察治疗。

男，29 岁，因受凉后感发烧，咽疼，咳嗽，脓痰 1 周，在诊所给口服药、静点药物治疗，效果欠佳，来医院就诊，给静脉滴注依诺沙星 0.4g。滴入约 100mL 时，患者突感咽喉部紧缩感，面色、口唇紫绀，心前区不适，大汗，烦躁，立即停药，查体，R 30 次/min，P 102 次/min，BP 50/30mmHg。急吸氧，地塞米松针 10mg 加管，肾上腺素针 1mg 肌肉注射，抢救方案同上面病例 1.5h 后病情缓解，留观。

分析： 喹诺酮类药物因不需要做皮试往往不易引起重视，过敏性休克发病突然，病情凶险，如抢救不及时，可造成严重后果。所以临床医师在应用依诺沙星时，不仅要考虑其抗菌效应，还应密切关注其不良反应，用药应个体化，尤其是高龄，肝肾功能不全，有精神症状的患者以及喹诺酮类药过敏、肌腱炎、跟腱断裂、缺乏葡萄糖 - 6 - 磷酸脱氢酶的患者禁用。用药前认真阅读使用说明书，避免各种不良反应。

（三）依诺沙星致精神症状

病例信息： 女，36 岁，因"尿频，尿急，尿痛 2 天"，于医院就诊，既往有磺胺类药物过敏史，无精神、神经系统疾病史。查体：T 37.8℃，BP 105/75mmHg。神志清，精神可，心脏无异常，腹部平软，膀胱区有压痛；尿常规示：WBC（＋＋），RBC（＋＋），脓细胞（＋）；膀胱 B 超示：膀胱充盈佳，壁毛糙，连续性差，未见其他异常。临床诊断：急性膀胱炎。门诊对症抗感染治疗：给予依诺沙星注射液 0.2g 加入到葡萄糖注射液 250mL 溶解后，避光静脉滴注，qd，医嘱连续用药 7 天，建议注意营养，多喝水。次日来门诊治疗时，患者精神萎靡，面色晦暗，家属诉患者整夜失眠，尿急尿痛等症状有所改善。医生建议停药，患者家属要求继续用药。用药如前，同时给予舒乐安定3mg，qn。第3天，家属诉患者夜间失眠，且兴奋多语，来诊时，患者出现烦躁不安、多语、幻觉等症状，且谩骂医护人员，脑部CT检查未见异常；脑电图示：脑电波变慢；生命体征正常。建议停用依诺沙星，并给予安定5mg肌注，嘱其继续服用舒乐安定。第4天来诊时，患者除夜间失眠易醒外，其他症状消失，改用阿米卡星治疗，当晚，患者睡眠佳，至急性膀胱炎治愈，未出现前述症状。

分析：本例患者于用药后当晚即出现精神症状，继续用药，症状重复出现并加重，停药及改用其他药物治疗原发病后，症状消失，因为单独使用本药，无合并用药情况及其他诱发因素，故认为患者出现的精神症状是由依诺沙星注射液引起。其原因可能是依诺沙星如其他氟喹诺酮类药物一样，其分子结构中含疏水性氟原子，故具有一定的亲脂性，可通过血脑屏障进入脑组织，使中枢神经兴奋性增高，诱发了精神异常。笔者认为，对于神经系统疾病患者，肝、肾功能不全者，过敏体质者及老年人应谨慎使用依诺沙星，以免引发精神、神经系统不良反应。

（四）依诺沙星致血小板减少

病例信息：男，75岁，主因咳嗽、发热伴尿频、尿急、尿痛3天入院。既往有头孢噻肟钠过敏史，无依诺沙星用药史。查体：体温38.7℃，脉搏90/min，呼吸20/min，血压140/86mmHg。口唇无发绀，扁桃体Ⅱ度肿大，咽后壁红肿，心肺腹未见异常。肾区无叩击痛，尿道口稍红，未见异常分泌物。查白细胞7.8×10^9/L，中性粒细胞0.59，血红蛋白115g/L，血小板198×10^9/L，尿上皮细胞2/HP，白细胞5/HP，X线胸透示心肺膈未见异常。诊断：上呼吸道感染；尿路感染。予依诺沙星0.1g + 5%葡萄糖液250mL静脉滴注，2次/日，清开灵30mL + 生理盐水250mL静脉滴注，每日1次。用药5日后尿频、尿急、尿痛症状消失，查体37.2℃。复查血白细胞7.8×10^9/L，中性粒细胞0.63，血红蛋白115g/L，血小板50×10^9/L；尿上皮细胞2/HP，白细胞5/HP。发现血小板显著降低，停用依诺沙星，其余用药不变。次日复查血小板90×10^9/L，继续应用清开灵4天，体温恢复正常，查血小板112×10^9/L。完全停药7日后，查血白细胞8×10^9/L，中性粒细胞0.70，血红蛋白110g/L，血小板198×10^9/L。考虑血小板减少为静脉滴注依诺沙星所致。

分析：本例既无其他特殊用药，用药前检查药品也无过期、变质，应用依诺沙星5日后出现血小板显著降低，停药后继续使用清开灵，血小板逐渐恢复正常，可确定血小板降低是由静脉滴注依诺沙星所致，并呈一过性。此例反应提示我们在使用抗生素过程中应注意检查患者血常规，发现不良反应及时对症治疗，以防发生出血。

（五）依诺沙星致阵发性心动过速

病例信息：男，83 岁，因尿频、尿急来医院门诊就诊。既往史：6 年前患轻度心绞痛，长期服用速效救心丸，近两年未发作。查体：T 37℃，P 118 次/min，BP 130/90mmHg。尿液检查：亚硝酸盐（＋），白细胞（＋＋），125 个/μL，临床诊断：急性尿路感染。12：00 给予注射用葡萄糖酸依诺沙星 0.4g 静脉滴注，半小时后，患者出现心慌、胸闷，P 115 次/min，考虑为葡萄糖酸依诺沙星过敏，立即停药，吸氧，口服速效救心丸 4 粒，20min 后症状缓解。患者拒绝行输液治疗，要求回家。当日 20：00 ～22：20 和次日 3：00—4：00，3 次出现心动过速，口服速效救心丸 4 粒后，脉搏恢复正常。次日来院复诊，改服红霉素肠溶片 0.25g，3 次/天。随访 3 天，未再发生心动过速。

分析：该药物说明书未记载可致心动过速的不良反应，目前亦未见相关报道，此例患者静脉滴注该药后，多次间断出现心动过速，停用后经对症处理，症状得以控制。故建议医师在应用此药时，应密切注意用药后出现的不良反应，尤其是心血管疾病患者。

（六）依诺沙星致口周及肢体麻木

病例信息：女，38 岁，因咽痛、高热及周身不适 2 天来院就诊，自服退热及消炎药对症治疗，未见好转，来院就诊。查体：体温 38.5℃，血压 125/65mmHg，脉搏 95 次/min，神志清，急性病容，咽红充血。双侧扁桃体 Ⅱ 度肿大，表面脓点，附有脓苔，颈软，心肺正常，腹平软。实验室检查：血常规：白细胞 1.5×10^9/L，N 80%，Hb 10g/L，尿常规：正常。诊断：急性化脓性扁桃体炎。予依诺沙星 0.2g 及甲硝唑 250mL 静点，静点第 1 瓶依诺沙星后 50min 患者出现口周麻木及肢体麻木，立即停用依诺沙星，改用其他抗菌素。第 2 天口周麻木及肢体麻木症状消失。5 天后炎症消退。

分析：依诺沙星是三代喹诺酮类药物，对敏感菌所致的咽喉、支气管、肺、尿路等部位的感染具有较好的疗效，其作用机制是作用 DNA 回旋酶，妨碍此酶进一步造成染色体的不可逆损害，使细菌细胞不再分裂。主要副作用是恶心、呕吐等胃肠道反应及头痛、头晕、诱发癫痫等的中枢神经系统不良反应，但引起口周麻木及肢体麻木未见有报道，我们认为是神经系统并发症之一。预防措施，避光输液，剂量勿过大，临床应用过程中，一旦发现不良反应，立即停用，并向患者做出解释，改用其他抗菌素。

（七）依诺沙星致低血糖

病例信息：女，56 岁，因突发右上腹疼痛，呈绞痛，伴大汗、恶心、呕吐急诊来院，无发热、腹痛、腹泻。既往无高血压、糖尿病病史。查体：右季肋区压痛明显，肝区叩击痛阳性，莫菲氏征阳性；腹部 B 超示：胆囊多发结石、胆囊壁增厚。诊断：急性胆囊炎、胆石症。给予静脉滴注依诺沙星 0.4g。静脉滴注后，患者突然出现心慌、胸闷、大汗、全身乏力。查体：HR 92 次/min，R 22 次/min，BP 110/80mmHg，血糖 2.4mmol/L。立即给予吸氧、平卧，静脉推注 50% 葡萄糖液 50mL，20min 后患者病情稳定，测血糖 5.6mmol/L，无心慌、胸闷、出汗。进一步检查胰岛素释放试验正常。

男，81 岁，主因咳嗽、咳痰、发热、全身乏力入院。查体：两侧呼吸音粗，双肺可闻及痰鸣音及哮鸣音。诊断为支气管肺炎。给予哌拉西林舒巴坦 4.5g 及依诺沙星 0.4g 静脉滴注，输依诺沙星时，患者突然出现呼之不应。查体：BP 100/60mmHg，意识不清，双肺可闻及痰鸣音，HR 86 次/min，律齐，心音有力。双侧巴氏征阴性。急给予心电、呼吸、血氧饱和度监测示：HR 80～88 次/min，R 20～33 次/min，血氧饱和度 100%。给予患者吸痰 1 次，急查血糖 2.4mmol/L，急给予 50% 葡萄糖 60mL 缓慢静脉注射，约 10min 后患者意识清楚，头晕、视物不清、全身乏力症状较前好转。第 2 天，再次静脉滴注依诺沙星时，患者又出现头晕，随后出现呼之不应，无大汗。查体：双肺呼吸音粗，未闻及干湿性啰音。HR 86 次/min，律齐，心音有力。急查血糖 2.8mmol/L，立即给予 50% 葡萄糖 40mL 缓慢静推，患者意识恢复，复查血糖 15.9mmol/L。

分析：以上 2 例无糖尿病史，使用依诺沙星治疗前血糖正常，用药后即出现低血糖反应，静推 50% 葡萄糖液后能立即改善，停用依诺沙星，其他治疗未变，监测血糖为正常，患者低血糖反应的发生与依诺沙星用药有合理的时间关系，其原因不能用胆石症、胆囊炎及支气管肺炎来解释，因此考虑与依诺沙星有关。依诺沙星为第三代喹诺酮类抗菌药物，喹诺酮类抗菌药物可干扰糖代谢，导致血糖异常，且多发生于加替沙星、洛美沙星等，尚未检索到依诺沙星引起血糖异常的报道。本例提示临床使用依诺沙星时要警惕其对血糖的影响，尤其糖尿病患者使用时更应引起注意。喹诺酮类药物因不需要做皮试往往不易引起重视，低血糖反应更容易被忽视，而且低血糖病情凶险，如抢救不及时，可造成严重后果。所以临床医师在应用依诺沙星时，不仅要考虑其抗菌效应，还应密切关注其不良反应，用药应个体化，尤其是高龄，肝肾功能不全，有精神症状的患者及喹诺酮类药过敏、肌腱炎、跟腱断裂、缺乏葡萄糖－6－磷酸脱氢酶的患者禁用。

用药前认真阅读使用说明书，避免各种不良反应。

十、葡萄糖酸依诺沙星不良反应的病例分析——致血糖升高

病例信息：女，52 岁，因右上腹部绞痛，伴恶心、呕吐 1 月余，加重 3 天，于医院治疗。患者既往有胆囊结石症，否认药物过敏史和糖尿病史。查体：T 37.2℃，P 86 次/min，R 22 次/min，BP 125/85mmHg，其余正常。实验室检查：WBC 12.4×10^9/L，血糖 5.2mmol/L，K^+ 2.36mmol/L，Na^+ 124.46mmol/L，Cl^- 76.3mmol/L。入院诊断：①结石性胆囊炎；②电解质紊乱。给予葡萄糖酸依诺沙星注射液 0.2g（100mL），2 次/日静脉滴注；泮托拉唑 40mg + 0.9%氯化钠注射液 100mL，2 次/日静脉滴注；10%中长链脂肪乳 250mL，2 次/日静脉滴注；5% 葡萄糖氯化钠注射液 500mL + 维生素 C 2.0g + 维生素 B 60.2g + 10%氯化钾注射液 10mL 及复方氨基酸注射液 250mL 静脉滴注。次日查血糖 10.20mmol/L，K^+ 2.54mmol/L，Na^+ 125.44mmol/L，Cl^- 77.5mmol/L；尿糖为弱阳性。给予胰岛素 16U 治疗，继续使用以上药物，静脉补充氯化钾。用药第 4 天尿糖（ + + +）。停用葡萄糖，依据尿糖结果调整胰岛素用量。用药第 12 天复查：血糖 11.20mmol/L，K^+ 3.66mmol/L，Na^+ 129.60mmol/L，Cl^- 93.30mmol/L。停用葡萄糖酸依诺沙星注射液，其他药物继续使用，血糖 5.8 ~ 8.2mmol/L，K^+ 3.03mmol/L，Na^+ 124.55mmol/L，Cl^- 81.60mmol/L；尿糖阴性，胆囊炎症状消失。应患者要求出院转门诊继续治疗。

分析：本患者无糖尿病史，使用依诺沙星治疗前血糖正常，治疗第 2 天即出现血糖升高，使用胰岛素治疗效果不佳，停用依诺沙星，其他治疗未变，血糖逐渐转为正常。患者血糖升高与葡萄糖酸依诺沙星用药有合理的时间关系，其原因不能用胆囊炎及电解质异常来解释，因此考虑与依诺沙星有关。

十一、莫西沙星不良反应的病例分析

（一）莫西沙星致过敏性休克

病例信息：男，70 岁，因流涕、咳嗽来医院就医，诊断为上呼吸道感染，在门诊输液室静脉滴注盐酸莫西沙星氯化钠注射液 250mL，滴速 50 滴/min。滴注 5min 时，患者出现心慌，胸闷，呼吸微弱，大动脉搏动消失。立即停用莫西沙星，换成 0.9%氯化钠注射液，并让患者平躺于输液室地板上行胸外心脏按压，另一名护士用呼吸球囊接氧气辅助呼吸，遵医嘱静脉推注肾上腺素 1mg，地塞米松 10mg，经抢救 5min 后患者心跳恢复，神

志清醒后转入心内科。该患者无药物过敏史，既往有高血压、冠心病病史，曾行冠状动脉支架植入术 2 年。患者入院后，血压 80/50mmHg，心电监护心率 120 次/min，律齐，无恶性心律，查心肌酶谱、血气分析、血生化均正常，给予抗炎，抗过敏及支持治疗 5 天后痊愈出院。

分析： 过敏性休克属 I 型超敏反应，是由外界某些抗原性物质（过敏原）进入致敏的机体后所引起的以急性循环衰竭为主的全身性速发型过敏反应，病情常突然发生且很剧烈，若不及时处理，常可危及生命。高度过敏者，症状不典型，出现"闪电样休克"，应积极给予抗休克治疗，出现呼吸心跳骤停的患者，应积极快速地行心肺复苏。《美国急救指南》中称，发生心跳骤停在 4min 内行 CPR 抢救成功率为 50%，4～6min 成功率为 10%，6min 后则成功率极低，且胸外心脏按压不要中断，为保证按压效果在有条件的情况下可 2min 更换施行按压的医护人员。这次抢救能取得成功与就地现场抢救，没有拖延时间有关，护士分工明确，严格按照抢救流程实施抢救。通过此次事件可注意到，输液过程中，对于药品不良反应要提高警惕，并且多巡视观察，耐心听取患者主诉，发现紧急情况要迅速应对。

（二）莫西沙星致幻觉

病例信息： 女，75 岁，既往体健，30 年前曾出现过咯血 1 次，量少。1 天前上午无明显诱因出现咯血，量少，色黑，夹有少量痰液，未予重视；至当日下午，反复咯血 10 余次，颜色由黑色变为暗红，之后变成鲜红色，量少，无痰，伴有头晕，遂来医院就诊。既往无药物致变态反应史，无其他伴发疾病。体检：体温 37.4℃，脉搏 76 次/min，呼吸18 次/min，双肺呼吸音清晰，右侧肺可闻及湿啰音。血常规：血红蛋白 102.0g/L，白细胞 8.70×10^9/L，中性粒细胞（N）0.893。胸部 CT 示：右肺上叶后段及左上肺下舌段可见支气管轻度囊状扩张，可见印戒征及轨道征，部分支气管管腔内可见有黏液栓，局部肺野纹理增粗纹理，可见多发小絮片模糊阴影及条索影。诊断：支气管扩张并发感染。遂给予静脉滴注酚磺乙胺注射液、氨甲苯酸注射液，静脉注射用血凝酶止血；静脉滴注盐酸莫西沙星抗感染；静脉注射盐酸氨溴索化痰。盐酸莫西沙星氯化钠注射液的用法为：400mg，静脉滴注，qd。患者在用药 2 天后，出现幻觉，自觉有物在面前跑动、喊叫。通过相关检查，排除脑病可能，怀疑患者持续的幻觉为使用莫西沙星所致，遂停用莫西沙星，改用注射用头孢哌酮/舒巴坦钠，并加用醒脑静注射液醒脑开窍，其余治疗不变。停用莫西沙星后第 1 天诉幻觉减少，第 2 天诉幻觉消失，未再出现。3 天后患者病情好转，复查各项指标未见明显异常，达到出院标准，予带药出院。

分析：莫西沙星说明书提示中枢神经系统方面的不良反应，按照发生的频率高低，依次表现为头晕头痛、焦虑反应、精神运动机能亢进/激动、定向紊乱和障碍、眩晕、嗜睡、失眠等莫西沙星导致神经系统不良反应，其可能机制为喹诺酮类药物抑制 γ-氨基丁酸与其 A 受体的结合，也可能与其脂溶性和透过血脑屏障的能力较强有关。这两种方式均可导致中枢神经系统兴奋性增加，从而引发神经系统的不良反应。该患者停用莫西沙星后第 1 天幻觉减少，第 2 天幻觉消失，未再出现，与莫西沙星在体内的排泄速度有关。莫西沙星从血浆中被排出的平均半衰期约 12h，因此停药后，其不良药理效应还需要一段时间才能完全消失。建议医生在使用莫西沙星的过程中，注意观察患者有无精神、视觉、听觉等方面的异常，一旦出现不良反应，应迅速判断相关性并及时停药、处理。

（三）莫西沙星致罕见不良反应

病例信息：女，55 岁，因"尿路感染"口服盐酸莫西沙星片 1 片。半小时后，患者出现全身发热、呼吸急促、声音嘶哑、全身皮肤瘙痒，家属随即将其送医院急救。急诊体检：患者面潮红、声音嘶哑、喉头水肿，腹部广泛散在粉红色皮疹，按之不褪色，腰背部大片粉红色皮疹，Bp 150/80mmHg，HR 113 次/min，SPO 2100%，立即给予高流量吸氧，静注泼尼龙琥珀酸钠 40mg，静滴 10% 葡糖糖酸钙 20mL（处方：0.9% 氯化钠注射液 100mL + 甲强龙 40mg，VD，st；0.9% 氯化钠注射液 100mL + 10% 葡糖糖酸钙注射液 20mL，VD，st）。半小时后，皮疹及气急症状较前稍好转，为进一步观察治疗收入院。患者既往有"青霉素过敏"史，否认高血压、糖尿病、肝炎、结核等疾病史。入院查体：T 37.0℃，P 100 次/min，R 20 次/min，BP 130/90mmHg，神志清，精神软，抬入病房，急性面容，自主体位，全身皮肤黏膜无黄染，胸背部见明显红色斑丘疹，全身浅表淋巴结未及明显肿大。头面部肿胀明显，双眼睑轻度水肿。实验室检查除尿常规异常（隐血 2 +，尿白细胞酯酶 3 +，镜检白细胞 2 +）外，粪便常规、血常规、C 反应蛋白、肝肾功能等检查均未见异常。初步诊断：①盐酸莫西沙星药物过敏；②尿路感染。给予吸氧，静滴葡萄糖酸钙、维生素 C 和静注地塞米松（后改口服泼尼松）、口服 H1 受体拮抗剂氯雷他定片等抗过敏及补液促进过敏原排出等对症治疗，并嘱患者清淡饮食。第 12 天后皮疹全部消退，患者无任何不适，于第 16 天康复出院。

分析：患者既往有左氧氟沙星用药史，近期及当天未服用任何药物，也未食用致敏的可疑食物或接触其他易过敏物，上述症状又是在服药后 30min 左右出现，且在停药和对症治疗后症状逐渐消失。因此，本例所出现的多种不良反应与用药有明确、合理的时间关联性。因此，使用莫西沙星时，应个体化给药，特别对老年患者、曾有过敏史和糖尿病史患者，用药过程中要密切观察患者血糖、血压、心率的变化情况，特别是首次用药时更要严密观察，同时应做好患者的用药指导。

（四）莫西沙星致荨麻疹、上嘴唇麻木

病例信息： 女，50 岁，因喉痛自觉感冒即口服莫西沙星 0.4g，qd，约 30min 后感觉双足痒，继而双上肢、躯干都瘙痒，皮肤发红，脸部肿胀、发红、发热，手抓后脸上、身上有白色风团，上嘴唇肿胀麻木，头昏难受。立即给予 50% 葡萄糖 20mL + 10% 葡萄糖酸钙 10mL 静脉注射、地塞米松 5mg 静脉注射，半小时后瘙痒减轻，但上嘴唇仍肿胀、感觉麻木，当晚又口服氯雷他定 10mg，qd。第 2 天脸、嘴唇肿胀好转，但上嘴唇仍感有些麻木，3 天后基本恢复正常。

分析： 患者平素无药物过敏史，当天未接触其他易过敏物质，也未食用致敏的可疑食物，有明确的服药史，又在服药后 30min 出现症状，故诊断为莫西沙星所致不良反应。莫西沙星是第四代新型 8 - 甲氧基喹诺酮类抗菌药物，通过抑制细菌的 DNA 复制、转录、修复及重组所需的细菌 DNA 拓扑异构酶发挥抗菌作用。本药抗菌谱广，对革兰氏阳性菌、阴性菌、厌氧菌均有抗菌活性。口服 0.2 ~ 0.4g，1 ~ 3h 达血药峰浓度，目前临床除主要用于治疗呼吸道感染外，在其他各科的应用也越来越普及。文献曾有消化系统、中枢神经系统及过敏性休克等不良反应的报道，引起上嘴唇麻木的较少见。因此临床应用此类药物时应注意观察患者的症状和体征，注意其不良反应的发生，同时应加强患者合理用药的教育。

（五）莫西沙星致严重眩晕

病例信息： 女，36 岁，因腰痛、尿频 10 余天来医院治疗。体检：尿白细胞 + + +，红细胞 + +，上皮细胞 + +，B 超检查提示右肾积水。诊断为泌尿系感染。给予莫西沙星和螺内酯治疗。用法：莫西沙星口服，每次 0.4g，qd；螺内酯口服，每次 40mg，bid。第 1 天服药后患者诉头晕、恶心、呕吐等，第 2 天患者停服莫西沙星后症状消失。第 3 天加服莫西沙星，服药后约 1h 患者又出现头晕、心悸、恶心、呕吐、严重眩晕等症状。立即给予 5% 葡萄糖氯化钠注射液 500mL 加维生素 B6 200mg 加肌苷 0.2g 加维生素 C 1g 静脉滴注，并停服莫西沙星，症状明显好转。后未再出现眩晕症状。

分析： 莫西沙星属新一代喹诺酮类药物，目前在临床除主要用于治疗呼吸道感染外，在其他各科的应用也越来越普及。该药引起的眩晕等不良反应应引起足够重视。

（六）莫西沙星致老年低血糖

病例信息： 男，81 岁，主因左侧肢体活动受限入院。有高血压病史32年，2 型糖尿病史19 年，多发性脑梗死病史9 年，长期服用盐酸苯那普利10mg，1 次/日，格列本脲2.5mg，1 次/日，阿司匹林肠溶片75mg，1 次/日等药物治疗，未发生过低血糖。入院时神志清楚，体温36.6℃，血压145/70mmHg，呼吸20 次/min，双肺呼吸音清，未闻及干湿啰音及哮鸣音，心界向左扩大，心率76 次/min，律齐，腹平软，生理反射存在，病理反射未引出。血常规、肝肾功能及电解质实验室检查结果正常，空腹血糖5.52mmol/L，餐后2h 血糖10.76mmol/L，全血糖化血红蛋白5.8%。头颅CT：额叶陈旧性脑梗死。诊断：①脑梗死后遗症；②高血压3 级（极高危）；③2 型糖尿病。给予糖尿病饮食，静脉滴注血栓通，继续口服格列本脲2.5mg，1 次/日及原有其他药物治疗。后受凉后体温升高达38.6℃，血常规：白细胞10.2×10^9/L，中性粒细胞0.80。胸部平片：双肺纹理增粗。考虑为上呼吸道感染，给予莫西沙星片口服，0.4g，1 次/日。后患者大汗，昏睡不醒，血压200/60mmHg，心率122 次/min，双侧瞳孔较前缩小，对光反射稍差。急诊头颅CT 未见明显新发出血及梗死灶，急查血糖1.9mmol/L，诊断为低血糖反应，立即给予50% 葡萄糖注射液20mL，10min 内静脉推注，10% 葡萄糖注射液100mL，30min 内静脉滴注，10% 葡萄糖注射液500mL 维持静脉滴注，同时停用格列本脲、莫西沙星。2 天后停止静脉滴注葡萄糖，监测血糖正常。再4 天后恢复格列本脲2.5mg，1 次/日，此后连续检测血糖，空腹血糖波动在5.58～7.36mmol/L，餐后血糖8.76～10.28mmol/L，未再发生低血糖。

分析： 本例患者2 型糖尿病长期服用格列本脲，血糖控制良好，从未发生过低血糖。此次患者因发热加用莫西沙星后2 天发生低血糖反应，停用莫西沙星而单独服用格列本脲后无低血糖发生，可见莫西沙星的应用和低血糖的发生存在时间上的相关性，故推断低血糖与莫西沙星有直接关系。应该引起对莫西沙星不良反应的密切关注。氟喹诺酮类药物引起低血糖常见用药的第1～3 天，危险因素包括：糖尿病患者，接受磺脲类与非磺脲类口服降糖药，老年人 > 75 岁、与年龄相关的肾功能下降、伴发其他疾患如感染等。尚不能完全理解氟喹诺酮类药物引起患者低血糖的作用机制，可能与引起血糖利用过度，如促进胰岛素的释放并通过阻断胰岛细胞ATP 敏感的钾离子通道使患者出现血糖过低有关。尽管目前对动物、药动学、Ⅱ、Ⅲ期临床试验以及上市后跟踪研究等资料表明，莫西沙星在临床上并未表现出对体内糖代谢平衡的影响作用或格列本脲样的降血糖作用，但对正服用降糖药的高龄老年糖尿病患者使用莫西沙星，医务工作者应当做好血糖水平监测，警惕低血糖的发生，如果出现任何低血糖或高血糖的迹象，应该立即停用。

（七）莫西沙星致白细胞减少

病例信息： 女，56 岁，因尿频、尿急、尿痛伴发热入院。患者 3 天前无明显诱因出现尿频、尿急、尿痛、肉眼血尿，伴畏寒、发热、头痛、右腰部酸胀痛、恶心但无呕吐。在家自行服用三金片症状无明显减轻来医院就诊，门诊以"急性肾盂肾炎"收入院。既往有急性肺炎、急性膀胱炎病史。否认食物、药物过敏史。入院体检：T 39.3℃、P 105 次/min、R 21 次/min、BP 120/75mmHg、体重49kg。右肾区有压痛、叩击痛。入院诊断急性肾盂肾炎。入院常规检查：血常规：RBC 3.91 × 10^{12}/L，Hb 126g/L，WBC 4.51 ×10^9/L，N 87%，尿常规：WBC ＋＋＋＋，RBC ＋＋＋，肝肾功能正常。入院后给予盐酸莫西沙星氯化钠注射液 400mg，ivd，qd。患者尿频、尿急、尿痛、肉眼血尿、畏寒、发热等症状逐渐好转。一周后复查，尿常规未见异常，血常规示：RBC 3.41 × 10^{12}/L，Hb 121g/L，WBC 1.9 ×10^9/L，N 68%。将莫西沙星 400mg 静滴改为口服，qd。复查WBC 1.7 ×10^9/L，N 67%。白细胞下降考虑可能与应用莫西沙星有关。停用莫西沙星片，改用头孢泊肟酯片，100mg，po，bid。3 天后复查血，WBC 2.9 ×10^9/L，N 65%。停药 6 天后复查，WBC 3.0 ×10^9/L，N 67%。

分析： 急性肾盂肾炎是指肾盂黏膜及肾实质的急性感染性疾病，主要是大肠杆菌等 G－细菌感染。本文报告病例在应用莫西沙星治疗急性肾盂肾炎过程中患者症状好转，尿常规由 WBC ＋＋＋＋，RBC ＋＋＋转为正常，但出现外周血白细胞减少，停用莫西沙星后白细胞逐渐恢复。在发现外周血白细胞减少前未用其他药物治疗。综合以上原因，考虑患者外周血白细胞减少可能与应用莫西沙星有关。

（八）莫西沙星致高龄老年人尖端扭转性室性心动过速、室颤

病例信息： 男，80 岁，因发热、咳嗽、咳痰 9 天，于 8 月 25 日入院。既往有"冠心病，阵发性心房颤动，心功能Ⅲ级、高血压病 1 级，极高危组，脑梗死后遗症"，无晕厥病史。平时口服阿司匹林肠溶片、阿托伐他汀、美托洛尔、单硝酸异山梨酯片等药物。入院体查：T 36℃，P 95 次/min，R 20 次/min，BP 115/64mmHg。神清合作，双肺呼吸音低，左肺可闻及湿啰音。心率 102 次/min，心音强弱不等，心律绝对不齐。双下肢轻度凹陷性水肿。门诊查血：WBC 11.5 × 10^9/L，N 0.84，血钾 4.38mmol/L；ECG 示心房纤颤，偶发室性早搏，QTc 405ms；CT 提示左肺渗出性病变。入院诊断为社区获得性肺炎。入院后患者畏寒、寒战、高

热、咳脓痰，予美罗培南联合万古霉素抗炎效果欠佳。28 日停美罗培南，改盐酸莫西沙星氯化钠注射液 0.4g 静注，1 次/日，并予氟康唑。自 29 日起心电监护示频发室性早搏，未予特殊处理。9 月 1 日晨 7：15 患者突发尖端扭转型室性心动过速（TdP）后马上转为心室颤动，心跳呼吸骤停，经胸外心脏按压，人工辅助呼吸，静脉注射"肾上腺素、尼可刹米、阿托品"及非同步直流电除颤 3 次，能量分别是 200J、300J、360J，半个小时后心肺复苏成功。但患者转为昏迷，心电监护示交界性逸搏心律，可见多发多形性室性早搏。急抽血查血钾 3.20mmol/L，血镁 0.77mmol/L，予静脉补充钾、镁。当天下午 4 点再发 TdP、室颤、心跳骤停，予电复律后仍可见频发室性早搏，予胺碘酮 150mg。此后 2 天分别静滴胺碘酮 150mg 和 300mg，但心电监护仍见频发室性早搏，阵发性多形性室性心动过速，有时持续 10s 可自行终止，但多次进展为室颤、心跳骤停，经电除颤后恢复为心房颤动律，9 月 4 日停用胺碘酮。患者连续 4 天反复发作 TdP、室颤，考虑莫西沙星罕见的心脏不良反应所致，于 9 月 5 日停用莫西沙星，改头孢哌酮钠/他唑巴坦钠，并静脉补充钾、镁，当天复查血钾 3.44mmol/L，2 天后为 4.10mmol/L。患者自停用莫西沙星后 5 个月来未再出现 TdP、室颤，心电监护示室性早搏亦减少。

　　分析： 该患者既往无晕厥病史，在应用莫西沙星 1 天后出现频发室早，3 天后发生 TdP，且继续用药过程中反复发生 TdP，停药后 TdP 终止，因而要考虑莫西沙星所致 TdP。胺碘酮也可导致 TdP，但它是在发生 TdP 后使用，停药后仍然发作 TdP，故可以排除。该患者未用其他延长 QTc 的药物，低血钾也是诱发 TdP 较为常见的原因之一，该患者在 TdP 初发和终止时的血钾分别为 3.20mmol/L 和 3.44mmol/L，即轻度低钾。临床上 TdP 多由药物和其他危险因素共同作用引起，该患者高龄，冠心病等基础疾病及低血钾有助于莫西沙星诱发 TdP。治疗上，当该例患者 TdP 演变为心室颤动时，立即给予电击除颤。经停用莫西沙星及补钾后 TdP、室颤终止，室性早搏亦减少。虽然患者经多次心肺复苏和电除颤后得以存活，但由于反复心源性脑缺血导致患者最终植物状态，无生活质量可言，提示氟喹诺酮类药物所致心脏毒性预后差。

（九）莫西沙星致肝功能异常

　　病例信息： 男，68 岁，11 月 7 日因右侧肢体活动不利 4 年入院。患者于 4 年前无明显诱因出现右侧肢体活动不利、头晕、认知障碍，查头颅 CT 示：急性脑梗塞。此后患者因脑梗塞后遗症多次住院治疗，此次因出现右侧肢体活动不利加重，言语不利，同时伴纳差、便秘、自汗症状入院。既往无药物及食物过敏史，无慢性传染病史，患高血压 7 年，血压最高达

210/130mmHg，服用硝苯地平、卡托普利，血压控制在130/80mmHg。查体：生命体征平稳。左侧肢体肌力、肌张力正常；右侧肢体肌力Ⅲ+，肌张力增高，腱反射亢进，双侧病理征未引出。化验：血常规、肝肾功均无异常。入院后每日给予银杏达莫注射液 20mL 静脉滴注、拜阿司匹林100mg 改善循环及对症支持治疗。11 月 15 日生化示：丙氨酸氨基转移酶33IU/L，天门冬氨酸转氨酶21IU/L，γ-谷氨酰基转移酶36IU/L，碱性磷酸酶 92IU/L。11 月 18 日患者出现发热，最高体温 39℃，双肺可闻及散在湿性啰音。考虑患者有饮水呛咳，不排除吸入性肺炎。给予盐酸莫西沙星氯化钠注射液400mg，每日 1 次，其他药物治疗方案不变。11 月 21 日复查生化示：丙氨酸氨基转移酶321IU/L，天门冬氨酸转氨酶208IU/L，γ-谷氨酰基转移酶 159IU/L，碱性磷酸 319IU/L，胆红素正常。遂停用盐酸莫西沙星氯化钠注射液，并给予还原型谷胱苷肽 1.8g，加入 0.9% 氯化钠注射液 250mL 中，静脉滴注，每日 1 次。11 月 25 日复查生化示：丙氨酸氨基转移酶 119IU/L，天门冬氨酸转氨酶 26IU/L，γ-谷氨酰基转移酶 36IU/L，碱性磷酸酶 92IU/L。

分析： 患者既往肝功能正常，此次因肺部感染静滴盐酸莫西沙星氯化钠注射液，3 天后，出现肝酶升高，其他药物治疗方案未改变，不良反应与用药时间具有合理的相关性。经停药和保肝治疗后，肝功能指标逐渐恢复。莫西沙星主要经肝脏代谢，其代谢过程不依赖细胞色素 C。多次给药可蓄积。本药与急性重型肝炎风险相关，可能导致命性肝损害。肝损害主要是胆汁淤积型或肝细胞-胆汁淤积混合型。肝损害症状一般在 3~10 天内出现，也有停用本药治疗 5~30 天后发生迟发性肝毒性作用的报道。国外曾有莫西沙星致肝衰竭病例的报道，欧盟 2008 年因此发布了莫西沙星肝脏毒性风险警示，并更新了药品说明书。国内近年也有莫西沙星致肝脏毒性的相关报道。临床上在应用莫西沙星时，不仅应重视其抗菌效应，还应密切关注其 ADR 所致的危害，针对不同个体合理选用抗菌药物，对于已有肝脏损害的患者应避免应用，用药中应严密观察，定期监测肝脏功能，当患者出现氨基转移酶升高，尤其是黄疸时，应引起医生的高度重视，及时停药并给予保肝治疗，避免发生严重不良后果。

十二、司帕沙星不良反应的病例分析

（一）司帕沙星致日光性皮炎

病例信息： 女，31 岁，因阴道排出脓性分泌物 5 天就诊。妇检：外阴、阴道正常，宫颈中度糜烂，有脓性分泌物，子宫后位，正常大小，无压痛，双侧附件未触及。取宫颈分泌物行衣原体抗原检测，结果阳性，淋球菌培养阴性。给司帕沙星片0.2g，qd，po，5天。服药中患者无接触强烈日光暴晒史，生活如常。在服药4天出现手背、颜面部皮肤明显的均匀的色素沉着，无水疱、无瘙痒、无红晕、无红斑及结节等，无恶心、腹泻及其他不适。停药20余天后，手背、颜面部皮肤逐渐转白、无脱屑。

分析： 司帕沙星是氟喹诺酮类的抗菌素，使用安全、方便，其不良反应一般都是轻度的、暂时的。国外曾有司帕沙星引起药物性皮炎的报道，发生率6.9%。国内报道氟喹诺酮类皮肤光敏毒性反应发生率0~2%，其发生与光照及剂量密切相关，与年龄关系不大。此例患者皮肤一过性变黑，以前国内未见报道，因未同时使用其他药物，停药后肤色恢复正常，故认为与司帕沙星有关。它的发生，可能由于沉着在皮下的药物，引起局部皮肤的炎症性反应，经紫外线照射后出现皮肤的色素沉着。停药后，随着药物的排出，炎症的消退，皮肤逐渐变白。

（二）司帕沙星致光敏性药疹

病例信息： 女，42岁，面、颈、双手背部起红疹，伴疼痛1周。2周前因"功能性出血"行"诊断性刮宫术"。术后口服乳酸司帕沙星片0.3g，1次/天，10天前始口服去氧孕烯炔醇片，服药后立即出现头晕、乏力、恶心、呕吐等不适。停用去氧孕烯炔醇片，上述症状缓解，继续口服乳酸司帕沙星片。1周前手背及面部出现红疹，遇水刺痛，瘙痒剧烈，5天前外出后双耳、双手腕、颈部起疹，瘙痒加重。发病以来无发热、腹痛、腹泻等，既往体健，无偏食，否认接触特殊化妆品、洗涤剂及染发剂史。系统检查无明显异常。皮肤科情况：双侧耳廓、面部、上胸部"V"形区、双手背部及手腕伸侧可见水肿性暗紫色红斑，界清，压之褪色，但无触压痛，上附细碎鳞屑，皮温稍高，额部毛发遮盖处皮肤正常。实验室检查：血WBC 5.9×10^9/L，N 41.8%，L 39.8%，Hb 92g/L，RBC 4.30×10^{12}/L。诊断：光敏性药疹（乳酸司帕沙星引起）。予琥珀酸氢化可的松150mg静滴，1次/天；氯苯那敏片4mg、赛庚啶片2mg口服，3%硼酸液开放性间断冷湿敷，均2h/次，3次/日；二氧化钛霜外用。4天后皮疹消退，手背部有叶状脱屑。

分析： 本例口服乳酸司帕沙星片7天后，光暴露部位皮肤呈现边界清楚水肿性暗紫色红斑，结合既往史，可确诊为光敏性药疹。提示用药期间应避免日晒，规律用药剂量，尽量缩短用药时间，调整给药方式，选择睡前服用等是减少不良反应的可行方法。

（三）司帕沙星致癫痫

病例信息： 男，72岁，主因慢性咳嗽、咳痰30年，胸憋气短10年，心悸 3 年加重，伴双下肢水肿嗜睡 3 天，于 1 月 14 日入院。入院时查体：语言迟缓，口唇舌质紫绀，球结膜充血水肿，颈静脉怒张，双下肺可闻及中小水泡音，心率 102 次/min，肝肋下约 5cm，有触痛，肝颈反流征阳性，双下肢踝以下可凹性水肿阳性。辅助检查：血气分析：H^+ 47nmol/L、动脉血氧分压（PaO_2）54mmHg、二氧化碳分压（$PaCO_2$）76mmHg，胸片示慢性支气管炎、肺气肿合并感染、肺心病。心电图示肺型 P 波，右心室肥厚。诊断为：慢性支气管炎急性发作、肺气肿合并感染、肺源性心脏病心衰Ⅲ度、呼吸衰竭Ⅱ型、肺性脑病。给予注射用舒巴坦钠/头孢哌酮钠 1.0g 静脉点滴 12h/次，茶碱类药物平喘，同时给予无创呼吸机辅助呼吸，治疗 1 周后症状明显改善，双下肢水肿消退。血气分析：PaO_2 73mmHg，$PaCO_2$ 46mmHg，球结膜水肿消失，神志清晰，语言流畅，双肺啰音少许，停用注射用舒巴坦钠/头孢哌酮钠，改用司帕沙星 0.2g，1 次/天口服，用药第 4 天患者突然出现四肢抽搐，两眼上翻，口吐白沫似癫痫大发作，立即给予地西泮 10mg 肌注，约 5min 后缓解，1h 后又出现一次癫痫大发作，表现同前，又给予地西泮 10mg 后症状缓解。考虑为喹诺酮类药物副作用，停用司帕沙星，改用哌拉西林 5.0g 静脉点滴 2 次/天。为了排除心脑血管病变，行脑 CT、心电图、超声心动图等检查，除心电图、超声心动图示肺心病表现外，余未见异常，血气分析及电解质未见异常，可除外肺脑及电解质紊乱引起的神经系统的并发症。以后未再有类似发作，住院 28 天出院，随访半年无发作。

分析：司帕沙星属新一代口服氟喹诺酮类抗菌药，与其他氟喹诺酮类药品相比，保持了对革兰氏阴性菌的抗菌作用，对革兰氏阳性菌、厌氧菌、支原体、衣原体的抗菌活性有显著的提高。组织分布广，生物利用度高，血药浓度高、半衰期长，临床适应证广泛，疗效好。也有一定的副作用，主要以胃肠道症状及光敏性皮炎为多，而引起癫痫样发作则未见报道。司帕沙星引起癫痫发作的原因与其有一定的脂溶性，能通过血脑屏障进入脑组织，可抑制脑内抑制性递质 γ - 氨基丁酸（GABA）与受体激动剂毒蕈醇的结合，而使中枢神经系统兴奋性增高，从而导致惊厥和癫痫发作，故对有癫痫史者禁用。对有肝肾功能不全、神经系统功能缺失、严重脑动脉硬化、缺氧等老年患者应用该药时应严格掌握剂量，避免大剂量或长程用药，或延长给药间隔，以防中枢不良反应的发生。

（四）司帕沙星致心脏毒性

病例信息：男，27 岁，因"尿频、尿急、尿痛 2 天"就诊。查体：体温、呼吸、脉搏、血压正常，双肺呼吸音清，未闻及干湿啰音；心率 78 次/min，各瓣膜听诊区未闻及杂音；腹软，双肾区及输尿管无压痛。行血常规检查：WBC 11.3×10^9/L，N 0.82。尿常规：WBC 20~25 个/HP，RBC 4 ~5 个/HP。诊断为泌尿系感染，给予司帕沙星300mg，1g/天，口服，用药第 3 天患者突然出现心慌、胸闷等症状。急查心电图示：①窦性心律不齐；②室性早搏；③Q - T 间期延长。追问病史，患者既往未出现过类似症状。疑为司帕沙星所致的心脏毒性反应，遂停用司帕沙星，给予 25% 的硫酸镁15mL + 10% 的葡萄糖液 500mL 静脉滴注，3h 后复查恢复大致正常心电图，心慌、胸闷等症状消失。改用氨苄青霉素治疗并密切观察患者的病情，再无上述症状出现，7 天后出院。

分析：本例患者既往无药物过敏史，亦无心脏病史，而在用药第 2 天即出现心慌、胸闷等症状，心电图提示：①窦性心律不齐；②室性早搏；③Q - T 间期延长。停药后给予对症治疗，3h 后查心电图恢复大致正常，改用青霉素治疗后心慌、胸闷再未出现，因此司帕沙星对该患者致心脏毒性反应可以确定。其机制虽不十分清楚，但可能与下列因素有关：①通过对组胺释放，直接或间接引起伴有反射性心动过速的血管扩张；②有直接改变心脏节律的潜力；③与二价金属阳离子 Mg^{2+} 形成螯合物。对 Mg^{2+} 的拮抗作用可诱导或至少部分参与此类药物的神经毒性或心脏毒性作用，况且 Q - T 间期延长和心律不齐是低镁血症的已知临床表现，因此在临床用药过程中要倍加慎重。

（五）司帕沙星致 Q - T 间期延长伴室颤

病例信息：男，58 岁，因无明显诱因下突然意识丧失，心跳呼吸骤停在当地医院抢救。心电图及心电监护示："室颤"，即给予胸外心脏按压、电击除颤、气管插管，肾上腺素静滴、吸氧抢救，约50min 后恢复窦性心律及自主呼吸。7h 后转入我院进一步治疗。查体：T 37.4℃，P 110 次/min，R 36 次/min，BP 82/50mmHg（10.9/6.8kPa），SpO_2 85%，颈静脉无怒张，双下肺可闻及少许湿啰音，心尖搏动弥散，心界无扩大，心律不齐，可闻及频发早搏，各瓣膜听诊区未闻及杂音，肝脾肋下未及，口唇及四肢肢端略发绀，腹平软，双下肢无水肿。心电图、心电监护均示：窦性心律，频发室性早搏，低电压，T 波改变，QT 间期延长达0.512s。肾功能：BUN 8.59mmol/L，Cr 161μmol/L，Glu 4.97mmol/L，pH 7.23，PO_2 125mmHg，PCO_2 58mmHg，BE 5mmol/L，SpO_2 98%，K^+ 3.37mmol/L，Na^+ 3.37mmol/L。胸片、肺 CT 示：肺水肿，两肺感染伴少许胸腔积液。心脏彩超示：左室壁活动减弱，轻度主动脉瓣关闭不全。给予气管插管，呼吸机辅助通气，利多卡因250mg 静滴，小剂量多巴胺、阿拉明微泵维持血压，甘露醇、呋塞米脱水以减轻脑水肿、肺水肿，头孢呋辛抗感染，极化液、左卡尼汀营养心肌，维持生命体征、水、电解质、酸碱平衡。追问病史：患者 4 天前因上呼吸道感染在本院门诊就诊，当时查胸片、心电图无明显异常，给予口服司帕沙星片 0.2qd，强力枇杷露 10mL tid，连服 3 天，入院后已停用司帕沙星，未再发生室颤，但连续多次查心电图均示：窦性心律，频发室性早搏，低电压，T 改变，Q－T 间期延长。治疗 7 天后脱离呼吸机，肾功能恢复正常。心电监护示：窦性心律，未见室性早搏。复查心电图：Q－T 间期 0.45s。15 天后 Q－T 间期 0.41s，室性早搏消失，ST 段正常，T 波恢复直立。行活动平板运动试验，达年龄预测心率（150bmp），未出现 Q－T 间期延长、室性早搏。

分析：患者既往无明确心脏病、耳聋及昏厥史，家族史无殊，以往多次查心电图均正常，发病前除司帕沙星及强力枇杷露外未服用过其他药物，Q－T 间期延长伴室颤经对症处理恢复正常，活动平板运动试验未诱发 Q－T 间期延长、室速、室颤、室性早搏。考虑为服用司帕沙星引起的获得性 Q－T 延长综合征。据药品说明书，国外有 Q－T 轻度延长的报告，但国内尚无相关文献报道。司帕沙星为氟喹诺酮类抗菌药物，由于哺乳动物拓扑异构酶与细菌脱氧核糖核酸旋转酶结构功能相似，故认为可能与喹诺酮类药物在发挥抗菌作用的同时，对哺乳动物拓扑异构酶 II 的功能产生干扰，从而导致脱氧核糖核酸诱变、突变及细胞毒性有关。也可能与氟喹诺酮类药物有直接改变心脏节律的潜力，可引起 Q－T 间期延长有关。在 Q－T 延长基础上可能引起室速、室颤而危及生命，因此，临床应用司帕沙星治疗敏感菌所致的感染性疾病时，应避免与 Q－T 间期延长的药物如胺碘酮、索他洛尔、红霉素及西沙比利等药物合用。对可能有 Q－T 延长的患者，如心律不齐、低钾血症、低镁血症及服用抗心律失常药物者应慎用。根据其半衰期长、生物利用度高和抗生素后效应较长等药动学、药效学特点，密切观察患者的临床症状及心电图的变化情况，以减少不良反应的发生。

十三、培氟沙星不良反应的病例分析

（一）培氟沙星致头痛

病例信息：女，46 岁，因尿急、尿频、尿痛 1 周，入院。既往无药物过敏史。体检：T 37℃，R 19 次/min，BP 130/90mmHg（1mmHg ＝ 0.133kPa），血常规：WBC 4.1×10^9/L，尿常规 BLD，镜检 WBC、RBC 少许。诊断：急性膀胱炎。给予培氟沙星 0.2g 加入 5% 葡萄糖注射液（GS）250mL，静脉滴注，bid，滴速 60 滴/min，用药 0.5h 后，患者感头胀痛，以颞侧为重，未引起注意。继续静脉滴注培氟沙星，20min 后，患者头痛加重。连续应用3天，头痛无明显减轻，第4天停用培氟沙星，改为阿米卡星静脉滴注，未再出现头痛。

女，53岁，因高热、寒战、咳嗽、咳痰12h，入院。既往无肝肾病及药物过敏史。体检：T 39℃，P 100 次/min，R 23 次/min，BP 120/80mmHg，急性病容，面颊绯红，咽部充血，双肺呼吸音粗，血常规WBC 16.0×10^9/L，N 0.875，L 0.125。X线片示：双肺纹理增粗，左肺下叶可见片状模糊阴影。诊断：大叶性肺炎（右）。给予培氟沙星0.4g加入5% GS 250mL，静脉滴注，qd，滴速60 滴/min。用药0.5h，患者感头部胀痛，以前额为著，无恶心、呕吐。第2天继续应用培氟沙星0.4g，加入5% GS 250mL静脉滴注，20min后，患者感头痛加重，第3天停用培氟沙星，改用阿米卡星静脉滴注，未出现头痛症状。

分析： 本文两例患者，均在应用培氟沙星时出现头痛，再次应用时头痛症状复现，停用培氟沙星换用阿米卡星后，头痛消失。故头痛系培氟沙星所致。机制尚不清楚，提示：临床选择培氟沙星时，有头痛症状者应慎用。

（二）培氟沙星致听力下降

病例信息： 女，69岁，因反复胸闷、气促1年入院。既往有慢性胆囊炎、胆囊结石病史，无药物过敏史。入院时检查：听力正常。皮肤巩膜无黄染。两肺叩诊清音，呼吸音清晰，无啰音。心界不大，心率74 次/min，心律整齐，各瓣膜区无杂音，主动脉瓣区第2音大于肺动脉瓣区第2音。腹平坦，全腹无压痛、反跳痛及肌紧张，未扪及包块，莫非氏征阴性，肝、脾未扪及。神经系统检查未见异常。肝、肾功能，血糖，血脂及血电解质均正常。心电图及24h动态心电图提示：心肌缺血性改变，24h缺血总负荷为10次。腹部B超提示：胆囊炎伴胆结石。入院诊断：①冠状动脉粥样硬化性心脏病，劳力型心绞痛。②胆囊炎伴胆结石。给予川芎嗪静脉滴注，口服冠脉宁、谷维素片后，胸闷、气促减轻。于7月23日胆囊炎急性发作，给予培氟沙星0.4g +5% 葡萄糖注射液250mL静脉滴注，qd。7天后症状控制停药。但家属及医护人员发现其听力下降，需大声讲话，病员才能听懂。持续1周左右，病人听力逐渐恢复正常。9月5日胆囊炎再次发作，给予上次同一厂家、同一批号的培氟沙星0.4g +5% 葡萄糖注射液250mL静脉滴注，连续7天，再次发现病人听力下降，一句简单的话需重复2~3次才能听懂。查肝、肾功能正常。请耳鼻喉科会诊，经电测听测试听力为90dB。考虑听力下降系药物所致。立即停药。2周后，病人听力又才逐渐恢复正常。回顾病史，该病员除用培氟沙星外，未用过其他引起听力下降药物。

分析： 该病人既往无耳部疾病及听力障碍史，未用过其他引起听力下降药物。1 次使用培氟沙星后，均出现听力下降。停药 1 ~ 2 周后，听力又恢复正常。故可认为，本例听力下降可能是由于培氟沙星引起。其机制尚不清楚，因此，使用该药时应引起大家注意。

（三）培氟沙星致颅高压

病例信息： 女，9 个月，因腹泻 3 天，精神不振、呕吐 1 天入院。腹泻每日 6 ~ 8 次，为水样便，每次量不多，偶带少量黏液血便，不发热。体检：心肺无异常，腹平软，脐周轻度压痛，肠鸣音活跃。血常规：白细胞 $4.0 \times 10^9/L$。粪常规：黏液便，白细胞（＋＋）。临床诊断：急性非典型菌痢，用培氟沙星 200mg 加 0.9% 氯化钠 20mL 加地塞米松 5mg 保留灌肠，约 4h 后患儿出现精神萎靡不振，嗜睡，呕吐 3 次，为胃内容物，无抽搐及意识障碍。查体见前囟隆起，张力增高，颈软，其他体征较前无明显变化。治疗 2 天后腹泻停止，粪常规正常，但患儿仍精神不振，时有呕吐。腰穿检查：脑压 2.94kPa，其生化常规正常，考虑患儿颅压升高为培氟沙星所致。故停用培氟沙星，并给予甘露醇静滴，1 天后患儿前囟张力恢复正常，呕吐停止，精神好转，4 天后治愈出院。

分析： 喹诺酮类在小儿患者的应用有一些争议，但多数专家认为该类药物有许多优点，特别是第三代喹诺酮类比前两代抗菌谱更广，毒性作用更小，实际在儿童中应用已较广泛。但必须严格掌握其适应证，其剂量不应超过每日 10 ~ 15mg/kg，疗程一般不超过 7 天，并注意观察药物的毒副作用。已有报道第二代喹诺酮类可致小儿良性颅内压增高的病例，故此提请临床医生也要警惕第三代喹诺酮类药物致颅高压的副作用。

（四）培氟沙星致过敏性紫癜

病例信息： 男，66 岁，因慢性支气管炎急性发作于 1 月 21 日入院。入院后即给予培氟沙星 400mg，加入 250mL，5% 葡萄糖注射液中缓慢静滴，2 次/日，同时给予对症治疗。用药后 2 天，发现患者四肢内侧皮肤有散在紫癜，直径约 1 ~ 2mm，高于皮肤，呈紫红色，压之不褪色。体格检查：T 38.0℃，P 88 次/min，R 28 次/min，BP 为 4.67/9.33kPa（35/70mmHg）；四肢内侧皮肤散在性紫癜，直径 1 ~ 2mm，浅表淋巴结不肿大，双眼睑无浮肿，结膜不出血，口唇无紫绀；心界缩小，心率 90 次/min，心律齐，无杂音；桶状胸，双肺叩过清音，双肺闻及湿啰音；肝脾未及，腹软，无压痛、反跳痛，无腹泻；无关节肿痛、皮肤发痒等不适感觉。化验：血红蛋白 82g/L，红细胞 $2.77 \times 10^{12}/L$，白细胞 $3.8 \times 10^9/L$，其中中性 72%、淋巴 24%、单核 4%，血小板 $90 \times 10^9/L$，凝血时间 2min，出血时间 1.8min，束臂试验阳性，尿常规正常，粪检无寄生虫卵。考虑为培氟沙星致过敏性紫癜，立即停用此药。静滴青霉素 800 万单位，维生素 C 2.0g，止血敏 2.0g，氢化可的松 200mg，1 次／日，并口服维生素 B4 10mg，3 次／日，扑尔敏 8mg，3 次／日，其他不变。次日，瘀斑颜色变浅，入院后第 6 天，出血点明显消退，第 9 天完全消失。复查血常规：血红蛋白 102g/L，红细胞 3.45×10^{12}/L，白细胞 7.3×10^9/L，中性 78%、淋巴 22%，血小板 9×10^9/L，凝血时间 1.5min，出血时间 1min。半月后，患者感染得到初步控制，遂改为口服头孢氨苄胶囊 3 粒（0.125g/粒），4 次／日，至 3 月 1 日病情好转出院。随访 1 月，过敏性紫癜未再复发。

分析：患者为慢性支气管炎患者，以前曾用过青霉素类、头孢菌类等抗生素类药物，均未出现过敏性紫癜。且患者入院前未用任何药物，入院后给予培氟沙星静滴治疗，第 2 天即出现紫癜，停用此药后经过治疗痊愈，未再复发，因此认为系培氟沙星引起过敏性紫癜，临床应用时应予注意。

第二章 磺胺类抗菌药物

第一节 概述

  磺胺类药物为人工合成的抗菌药，用于临床已近 50 年，磺胺类药物作用的靶点为细菌的二氢叶酸合成酶。叶酸是细菌生长和繁殖的重要物质，磺胺类药物在细菌体内与对氨基苯甲酸竞争二氢叶酸合成酶的反应位点，抑制叶酸的合成，进而抑制了细菌的生长繁殖。1969 年抗菌增效剂甲氧苄胺嘧啶（TMP）发现以后，与磺胺类联合应用可使其抗菌作用增强、治疗范围扩大。目前虽然在临床上已经有许多的新型抗生素药物，但是由于磺胺类药物对某些感染性疾病如流脑、鼠疫有较好的疗效，且有使用方便、性质稳定、价格低廉等优点，故在抗感染的药物中仍占一定的地位，磺胺类药物是合成的抑菌药，抗菌谱广，对大部分革兰氏阳性、阴性细菌均有效。磺胺类药物主要于肝脏内代谢，经肾小球滤过，由肾脏排出或少量重吸收。细菌对各种磺胺类药物的敏感性均相同，大部分磺胺类药物经口服吸收良好。可溶性磺胺盐类对组织具有刺激性，是由于此类药物为强碱性，不易于胃肠外途径给予。磺胺类药物在胸腔、腹腔、滑膜、眼球内液能达到高浓度。孕妇采用磺胺类药物时高浓度的药物会进入胎儿体内，其结合于血清蛋白呈松散、可逆状态，再加上结合状态下磺胺无活性、无弥漫作用，因此结合程度直接影响抗菌效果、分布与排泄。大部分磺胺类药物代谢物溶解度低，在肾小管内易沉淀，临床上往往采取溶解性强的同型药物，并嘱患者大量饮水，使尿量 $\geqslant 1200 \sim 1500 \text{mL/天}$，防止结晶尿、肾脏损害的发生，肾功能不全患者应禁止使用磺胺类药物。

  利用磺胺结构中的氨基、磺酰基、苯环等与无机金属物通过非共价键作用形成金属超分子络合物，开发其超分子药物（supram - olecular drugs）研究成为新兴研究领域。特别是磺胺杂环单取代的研究，长达几十年的活跃开发，已经有几十种药物用于临床。尤其是磺胺多位点的化学结构修饰，突破了磺胺传统抗菌药物的经典结构，开拓了抗菌药磺胺的医用新用途。化学结构修饰后的衍生物显示出广泛的药用潜力，在抗细菌、抗真菌、抗癌、抗寄生虫、消炎镇痛、抗病毒、抗惊厥、抗青光眼、抗糖尿病、抗结核、抗癫痫及相关神经性疾病和利尿药等多个医药领域显示巨大开发价值，许多磺胺修饰后的衍生物作为抗菌、抗癫痫、消炎、利尿药等已广泛用于临床，为人类健康发挥着重要作用。

磺胺类药对许多革兰氏阳性菌和一些革兰氏阴性菌、诺卡氏菌属、衣原体属和某些原虫（如疟原虫和阿米巴原虫）均有抑制作用。在阳性菌中高度敏感者有链球菌和肺炎球菌；中度敏感者有葡萄球菌和产气荚膜杆菌。阴性菌中敏感者有脑膜炎球菌、大肠杆菌、变形杆菌、痢疾杆菌、肺炎杆菌、鼠疫杆菌。对病毒、螺旋体、锥虫无效。对立克次氏体不但无效，反能促进其繁殖。普遍认为不同的磺胺类药物，其抗菌力的差别是在量的方面，而不在质的方面。对某一种类型细菌效价最高的化合物，对其他类型的菌效价也高。

第二节　药理作用和机制

二氢叶酸（FH2）：是二氢蝶啶、谷氨酸和对氨基苯甲酸（PABA）在二氢叶酸合成酶的作用下生成的，在二氢叶酸还原酶的作用下转变为四氢叶酸（FH4）。

四氢叶酸（FH4）：参与细胞 DNA 前体物质——嘌呤和嘧啶的合成，因而，FH4 是细胞分裂增殖所必需的辅酶。哺乳动物细胞可将食物中现成的叶酸还原成所需的 FH4，但许多细菌则不能利用现成叶酸，因为叶酸不能直接通过细胞膜，必须依赖自身从头合成。

磺胺类药物与对氨基苯甲酸（PABA）的化学结构相似，Bell – Roblin 指出：磺胺类药物之所以能与 PABA 产生竞争性拮抗是由于两者的分子大小和电荷分布极其相似的缘故。所以磺胺类药物与 PABA 竞争二氢叶酸合成酶，阻止细菌 FH2 的合成，从而抑制细菌的 DNA、蛋白质的合成，抑制细菌生长繁殖。

磺胺药可分为三类：

（1）全身感染用磺胺。本类药物口服后均可吸收，但其血药浓度持续时间不同。按其 $t_{1/2}$ 可分为短效磺胺（$t_{1/2}$ 约 6h）、中效磺胺（$t_{1/2}$ 接近 12h）和长效磺胺（$t_{1/2}$ 超过 24h）三类。目前临床上应用的主要是中效磺胺，常用磺胺甲噁唑（SMZ）和磺胺嘧啶（SD）两种。其他均已少用。

（2）肠道磺胺。本类磺胺口服后吸收甚少，主要在肠道中起制菌作用，有磺胺脒（SG）、琥磺噻唑（SST）、酞磺噻唑（PST）、酞磺醋胺（息拉米，PSA）等。

（3）外用磺胺。主要有磺胺醋酰钠（SA：SC – Na）、甲磺灭脓（SML）、磺胺嘧啶银（SD – Ag）等。

第三节 临床应用

（1）全身性感染：可选用口服易吸收磺胺类，用于脑膜炎奈瑟菌所致的脑膜炎、流感菌所致的中耳炎、葡萄球菌和大肠埃希菌所致的单纯性泌尿道感染的治疗。可代替青霉素用于青霉素过敏患者的链球菌感染和风湿热复发。还可与TMP合用治疗复杂性泌尿道感染、呼吸道感染、肠道感染和伤寒等。

（2）肠道感染：可选用口服不吸收的磺胺类柳氮磺吡啶，口服或作为栓剂给药时不吸收，对结缔组织有特殊的亲和力，并在肠壁结缔组织中释放出磺胺吡啶和5-氨基水杨酸盐发挥抗菌、抗炎和免疫抑制作用。适用于治疗溃疡性结肠炎等。

（3）局部应用：磺胺醋酰穿透力强，眼药水或眼药膏可有效治疗细菌性结膜炎和沙眼。磺胺嘧啶银乳膏可局部应用以预防细菌异地发育和烧创伤感染，能有效地减轻烧伤脓毒症。

第四节 临床用药

一、磺胺甲噁唑（Sulfamethoxazole）

抗菌作用与磺胺异噁唑相似，但吸收与排泄均较慢，一次给药后有效浓度可维持10~24h，其脑脊液浓度虽低于磺胺嘧啶，但也用于治疗流行性脑膜炎，也适用于泌尿道感染，尤其是大肠埃希菌所致的单纯性尿道炎。也用于治疗中耳炎、呼吸道感染、支原体感染和伤寒等。较少引起肾损伤。

二、磺胺嘧啶（Sulfadiazine）

抗菌谱与磺胺异噁唑相似，口服易吸收，但吸收较缓慢，血药浓度达峰时间为3~6h，半衰期为17h，是磺胺类中血浆蛋白结合率最低和血脑屏障透过率最高的药物，磺胺嘧啶的脑脊液浓度可达血药浓度的50%~80%，因而对防治流行性脑膜炎有突出疗效。但本药可在尿中形成结晶，故应同服等量碳酸氢钠碱化尿液，并多饮水，以减少结晶尿对肾脏的损伤。

三、复方新诺明（Cotrimoxazole）

是磺胺甲噁唑和甲氧苄啶的复方制剂，选择这两个药结合是因为它们的药代动力学特性相似，其抗菌作用比两药单独等量应用时强数十倍。具有比磺胺类更广的抗菌谱，对大多数革兰氏阳性菌和革兰氏阴性菌具有抗菌活性，包括链球菌、肺炎球菌、葡萄球菌、克雷伯杆菌、流感嗜血杆菌、卡氏肺囊虫、淋病奈瑟菌、脑膜炎奈瑟菌、伤寒沙门菌等。甲氧苄啶的抗菌谱与磺胺甲噁唑相似，但抗菌活性比磺胺甲噁唑强 20～100 倍。二者协同抗菌作用是由于双重阻断四氢叶酸合成。

四、联磺甲氧苄啶（Sulfamethoxazole sulfadiazine and trimethoprim tablet）

本品系磺胺甲噁唑（SMZ）、磺胺嘧啶（SD）和甲氧苄啶（TMP）的复方制剂。其抗菌谱广，抗菌作用强，并具有协同抑菌或杀菌作用，对大多数革兰氏阳性菌和阴性菌，包括非产酶金黄色葡萄球菌、化脓性链球菌、肺炎球菌、大肠埃希菌、克雷伯菌属、沙门菌属、变性杆菌属、摩根菌属、淋球菌、脑膜炎球菌、流感嗜血杆菌等均具有良好抗菌活性，此外在体外对霍乱弧菌、沙眼衣原体等亦具有良好抗菌活性。主要用于对本品敏感的细菌所致的尿路感染、肠道感染、成人慢性支气管炎急性发作、急性中耳炎等。过敏反应较为常见。可表现为药疹，严重者可发生渗出性多形红斑、剥脱性皮炎和大疱表皮松解萎缩性皮炎等；也有表现为光敏反应、药物热、关节及肌肉疼痛、发热等血清病样反应。

五、磺胺脒（Sulfamidin）

白色针状结晶性粉末，无臭或几乎无臭，无味，遇光易变色。在沸水中溶解，在水、乙醇或丙酮中微溶，在稀盐酸中易溶，在氢氧化钠试液中几乎不溶。最早用于肠道感染的磺胺药，内服后虽有一定量从肠道吸收，但不足以达到有效血浓度，故不用于全身性感染。但肠道中浓度较高，多用于消化道的细菌感染。用于肠炎或菌痢。

六、磺胺醋酰钠（SA：SC - Na）

本品为短效磺胺类药物，具有广谱抑菌作用。因与对氨基苯甲酸竞争细菌的二氢叶酸合成酶，使细菌叶酸代谢受阻，无法获得所需嘌呤和核酸，致细菌生长繁殖受抑制。本品对大多数革兰氏阳性和阴性菌有抑制作用，尤其对溶血性链球菌、肺炎双球菌、痢疾杆菌敏感，对葡萄球菌、脑膜炎球菌及沙眼衣原体也有较好的抑菌作用。对真菌有一定作用。

七、磺胺嘧啶银（SD – Ag）

该品为磺胺类抗菌药，具有磺胺嘧啶和银盐的双重作用。对多数革兰氏阳性和革兰氏阴性菌均有抗菌活性，且具有收敛作用，可使创面干燥，结痂和早日愈合。当该品与创面渗出液接触时缓慢代谢，部分药物可自局部吸收入血，一般吸收量低于给药量的 1/10，磺胺嘧啶血药浓度约可达 10 ~ 20mg/L，当创面广泛，用药量大时，吸收增加，血药浓度可更高。一般情况下该品中银的吸收量不超过其含量的 1%。该品对坏死组织的穿透性较差。

八、柳氮磺吡啶（Sulfasalazine）

本品为磺胺类抗菌药。属口服不易吸收的磺胺药，吸收部分在肠微生物作用下分解成 5 – 氨基水杨酸和磺胺吡啶。5 – 氨基水杨酸与肠壁结缔组织络合后较长时间停留在肠壁组织中起到抗菌消炎和免疫抑制作用，如减少大肠埃希菌和梭状芽孢杆菌，同时抑制前列腺素的合成以及其他炎症介质白三烯的合成。用于溃疡性结肠炎的治疗。该品口服后很少吸收，在肠壁中分解起治疗作用。有抗炎和抗菌的双重作用。近年的许多资料表明，它还能抑制免疫复合物及类风湿因子的合成，从而对类风湿关节炎的免疫病理损伤发生影响。该药用于治疗炎性肠病及类风湿关节炎已有 40 多年的历史。由于柳氮磺吡啶以往多为短期和非对照应用，因此人们曾一度对其疗效褒贬不一。20 世纪 70 年代后期的试验证明，该药可改善类风湿关节炎的临床症状，并能使 C 反应蛋白和血沉有不同程度下降。

第五节　耐药性

细菌与药物反复接触后，对药物的敏感性下降甚至消失。细菌对磺胺类药物易产生抗药性，尤其在用量或疗程不足时更易出现。产生抗药性的原因，可能是细菌改变代谢途径，如产生较多二氢叶酸合成酶，或能直接利用环境中的叶酸，肠道菌丛常通过 R 因子的转移而传播。当与抗菌增效剂合用时，可减少或延缓抗药性发生。细菌对各类磺胺药物之间有交叉抗药性，即细菌对某一磺胺药产生耐药后，对另一种磺胺药也无效。但与其他抗菌药间无交叉抗药现象。吸收、分布、代谢、排泄因磺胺药的作用是抑菌而不是杀菌，故要保证磺胺类药物的抗菌作用，必须在一段足够长的时间内维持有效的血药浓度。

对磺胺药敏感的细菌，在体内外均能获得耐药性，而且对一种磺胺类也往往产生交叉耐药性，但耐磺胺类药的细菌对其他抗菌药物仍然敏感。细菌对磺胺类药物的耐药性可通过质粒转移或随机突变产生。包含的机制有：

（1）细菌二氢叶酸合成酶经突变或质粒转移导致对磺胺类药亲和力降低，因而不能有效地与 PABA 竞争；

（2）细菌改变代谢途径：自身制造 PABA，增加酶量，利用外源叶酸等；

（3）某些耐药菌株对磺胺类药的通透性降低。

第六节　不良反应与防治

（1）过敏反应：最常见为皮疹、药热。一般在用药后 5～9 天发生，特别多见于儿童。磺胺药之间有交叉过敏，因此当病人对某一磺胺药产生过敏后，换用其他磺胺药是不安全的。一旦发生过敏反应，应立即停药。长效类磺胺药由于与血浆蛋白结合率高，停药数天血中仍有药物存在，故危险性很大。

（2）肾脏损害：于乙酰化磺胺溶解度低，尤其在尿液偏酸时，易在肾小管中析出结晶，引起血尿、尿痛、尿闭等症状。为预防此毒性反应的发生，可采取下述措施来预防：加服碳酸氢盐或柠檬酸盐使尿液碱化，增加排出物的溶解度；大量饮水，增加尿量，也可降低排出物的浓度；老人和肾功能不良者应慎用。

（3）造血系统的影响：磺胺药能抑制骨髓白细胞形成，引起白细胞减少症。偶见粒细胞缺乏，停药后可恢复。长期应用磺胺药治疗应检查血象。对先天缺乏 6 - 磷酸葡萄糖脱氢酶者可引起溶血性贫血。磺胺药可通过母体进入胎儿循环，与游离胆红素竞争血浆蛋白结合部位，使游离胆红素浓度升高，引起核黄疸。对孕妇、新生儿尤其早产儿不宜使用。

（4）中枢神经系统和胃肠道反应：多由于磺胺达到足量所致。

（5）其他反应：胆红素脑病，主要发生在新生儿，因为磺胺类药物能够从血浆蛋白结合位点上取代胆红素，使游离的胆红素进入中枢神经系统而导致胆红素脑病。妊娠末期服药有增加新生儿胆红素脑病的危险。故磺胺类不宜作为新生儿、两岁以下的婴儿及临产前孕妇用药。

第七节 药物不良反应的病例分析

一、磺胺甲噁唑不良反应的病例分析

（一）磺胺甲噁唑致过敏性休克

病例信息：女，55 岁，因咽痛口服复方磺胺甲噁唑 2 片，服药后 30min，出现头晕、心慌、胸闷，咽喉部作痒且有阻塞感、恶心等。继之皮肤瘙痒，视物模糊，两腿发软。遂急来医院。查体：意识恍惚，脸色苍白，呼吸急促，口唇微绀。四肢皮肤湿冷，颈项部起荨麻疹。脉搏 110/min，呼吸 26/min，血压 60/25mmHg（8.0/3.3kPa）。立即吸氧，肾上腺素 1mg 皮下注射，苯海拉明注射液 20mg 肌肉注射，50% 葡萄糖注射液 40mL 加地塞米松注射液 10mg 静脉注射，50% 葡萄糖盐水 250mL 加多巴胺注射液 40mg（8～12gtt/min）静脉滴注，使血压维持在 90/60mmHg（12/8kPa）。使用上述药物 30min 后，病人症状缓解，1h 后症状消失。追问病史，病人经常遍身起荨麻疹，属于过敏体质，3 年前也曾因口服磺胺甲噁唑后出现面部固定药疹，此次因遗忘又只服此药 2 片即引起过敏性休克。

分析：复方磺胺甲噁唑别名复方新诺明，为磺胺甲噁唑（SMZ）与甲氧苄啶（TMP）的复方制剂，每片含 SMZ 400mg，TMP 80mg，SMZ 和 TMP 有协同的抑菌和杀菌作用，二者分别作用于二氢叶酸合成酶和还原酶，双重阻断细菌叶酸合成的第一、二步，从而干扰了细菌蛋白的合成。对大肠杆菌、流感杆菌、金黄色葡萄球菌作用较单纯磺胺强 4～8 倍。临床广泛用于尿路感染，呼吸系统感染，肠道感染等。根据文献记载，该药常见的不良反应有皮疹、粒细胞减少症、血小板减少症、肝肾损害，过敏性休克罕见。此例过敏性休克的发生，提醒医务人员，在使用复方磺胺甲噁唑时（包括其他磺胺类药物），一定要询问病人是否对磺胺类药物过敏，过敏者禁用，过敏体质者慎用。

（二）磺胺甲噁唑致过敏性紫癜

病例信息：女，7 周岁，因双侧踝关节肿痛 10h 入院。患儿在 3 天前不明原因出现流涕、鼻塞、头痛、咽痛症状，予以口服小儿氨酚黄那敏颗粒、板蓝根颗粒治疗 2 天，流涕、鼻塞、头痛症状缓解，但咽痛明显，16h 前给予复方磺胺甲噁唑 0.5g 口服。10h 前患儿诉双侧踝关节疼痛伴轻度肿胀，未予治疗，随后踝关节疼痛逐渐加剧伴关节高度肿胀，不能行走，既往无食物、药物过敏史。查体：体温 36.8℃，脉搏 75 次/min，呼吸 18 次/min，咽部充血，全身浅表淋巴结无肿大，全身皮肤无黄染、紫癜及丘疹，双肺未闻及异常呼吸音，心率 74 次/min，律齐，无杂音，腹软，无压痛及反跳痛，肝脾未触及，双侧踝关节高度红肿、疼痛、活动受限。周围血象提示：白细胞略升高，出血及凝血时间正常，类风湿因子阴性，血小板正常，大便及小便常规无异常。初步诊断为：关节炎，过敏性紫癜。嘱其停止服用复方磺胺甲噁唑，卧床休息，忌服异性蛋白类食物，静脉滴注青霉素及地塞米松，严密观察病情变化。10h 后，患儿踝关节肿痛缓解，双下肢出现紫癜，对称性分布，确诊为过敏性紫癜。给予抗组胺药物西替利嗪口服，大剂量维生素 C 静脉滴注。每日监测血、小便及大便常规。3天后患儿双侧踝关节肿痛消失，活动自如，双下肢紫癜颜色变浅。血、小便及大便常规无异常。继续维持上述治疗。13 天后患儿痊愈出院。

分析： 小儿过敏性紫癜最常见病因为感染、药物、食物等因素。临床多以皮肤紫癜为主，可伴有关节、肾脏、胃肠道症状及其他系统症状。本病例发病前 3 天有上呼吸道感染史，6h 前口服复方磺胺甲噁唑，发病以踝关节症状为首发，故临床医师在诊治过程中应认真询问患儿病史、过敏史、服用药物及食物史。在治疗中应停止服用引起过敏的药物或食物，停止接触任何可能引起过敏的物质，忌食异性蛋白食物，控制感染、去除病灶。抗组胺药物的使用：抗组胺药物是一类能竞争性阻断组胺与受体结合，对组胺释放引起的皮肤黏膜变态反应有效。维生素 C 的使用可减轻小血管炎症，降低毛细血管壁的脆性。治疗过程中严密观察病情变化，做好早期脏器功能监测，及早发现胃肠道、肾脏及其他系统累及症状，防止和尽早治疗并发症。糖皮质激素的运用可减轻腹痛及关节症状。血沉、类风湿因子检测有利于风湿及类风湿关节炎的鉴别。临床医师在诊治过程中应认真询问病史全面体格检查，结合必要的辅助检查，综合分析后方能做出正确的诊断，切忌在诊断不明时使用抗生素。

（三）磺胺甲噁唑致包皮过敏性药疹

病例信息： 男，26 岁，因上呼吸道感染，口服复方磺胺甲噁唑 1.0g。约2h 后，出现包皮瘙痒，红肿，龟头系带糜烂，在系带右侧包皮移行处有一 0.8cm×0.8cm 大小的溃疡面，右侧冠状沟有白色分泌物，停服复方磺胺甲噁唑，强力碘溶液外洗，地塞米松软膏外擦，几天后溃疡面结痂痊愈。询问病史，患者在 2 个月前服用复方磺胺甲噁唑 1.0g，出现包皮瘙痒、糜烂、溃疡等同样症状。但在以前，患者因上呼吸道感染或中耳炎，多次服用复方磺胺甲噁唑，有时用 1.0g，bid，效果良好。除轻微厌食外，无其他不良反应。

分析：磺胺类药物过敏反应主要引起皮肤、黏膜过敏反应，从红斑、荨麻疹、固定性红斑、紫癜、剥脱性皮炎到光敏性皮炎等，大多数药疹在用药1周后出现，有过敏史者出现更早，时伴有发热、不适、瘙痒。而该患者以往多次服用复方磺胺甲噁唑，无磺胺药物过敏史。

但近2月用磺胺甲噁唑后，两次发生包皮过敏性药疹，部位及过敏反应性质相同，大多为固定性红斑。因包皮及龟头组织疏松，故易发生溃疡。

（四）磺胺甲噁唑致便秘

病例信息：男，40岁，因上呼吸道感染后，口服抗菌优（复方磺胺甲噁唑）1.0g，2次/日。口服2天后出现便秘，继续服2天，依然便秘，遂后停服2天，即大便恢复正常。又继续口服2天，又出现便秘，遂确定便秘是由复方磺胺甲噁唑引起。以后改服其他抗菌药，大便无异常。

分析：复方磺胺甲噁唑，其抗菌谱较广，对呼吸道疾病、尿路感染、伤寒均有效，对大肠埃希菌、志贺菌也较敏感。然而复方磺胺甲噁唑的副作用多为药疹，导致便秘很少见。因此，本例应属罕见病例。

二、磺胺嘧啶不良反应的病例分析

（一）磺胺嘧啶致急性尿潴留

病例信息：男，4岁3个月，因下腹胀痛，尿闭18h就诊。询问病史，前一天因上呼吸道感染在私人诊所就诊，予口服复方磺胺嘧啶糖浆（浓度不详）3次，每次约4mL，同时饮水少。查体：生命体征平稳，痛苦貌，咽部充血，双扁桃体无肿大。膀胱底达脐下，叩诊浊音。余无异常，诊断为尿潴留。予插尿管导尿处理，但插管受阻而失败。经外科用血管钳扩张疏通尿道后，解出黄色尿液600~700mL，其中可见粟粒大小的白色结晶颗粒，数十粒，之后下腹部胀痛缓解。在医院予静脉补充水分稀释尿液、碱化尿液处理后未再发生尿潴留。

分析：复方磺胺嘧啶为一种抗菌谱较广的抗生素，因价格便宜，使用方便，易于保存，在基层医院及私人诊所应用较为广泛。其中乙酰化物及原药本身在尿中溶解度较小，易析出结晶，损害肾脏，严重者可引起尿少、尿闭，静脉给药较口服更易发生，一般长期给药应与碳酸氢钠同服，以提高本品在尿中的溶解度，减少对肾脏的刺激性。自制的10%复方磺胺嘧啶糖浆在儿科应用二十余年，未发生过尿少、尿闭现象，且疗效较好。该患儿口服私人诊所的复方磺胺嘧啶糖浆仅3次，即发生急性尿潴留，可能与该药配制浓度过高，服药后饮水少有关，致乙酰化物及原药在尿中大量结晶梗阻尿道。故基层医院在使用该药应注意配制浓度，同时应嘱患者多饮水，必要时可加服碳酸氢钠。

（二）磺胺嘧啶致肾功能衰竭

病例信息：男，8岁，主因双耳下肿痛4天，腹痛、血尿半天入院。患儿4天前无明显诱因出现左耳下肿痛，张口受限，渐波及右侧面部，同时发热，体温最高39℃，于当地医院按"流行性腮腺炎"给予输液治疗3天（每日用磺胺嘧啶5支、利巴韦林5支、双黄连注射液2支、地塞米松2支），病情稍有好转，热退，面部肿胀有所减轻。半天前患儿出现血尿、腹痛、呕吐症状，为进一步诊治来上级医院。患儿自发病以来精神、饮食欠佳，未诉心慌、气短、胸闷症状，无头痛、抽搐。发病有前腮腺炎病人接触史。查体：体温37.7℃，脉搏98/min，呼吸26/min，血压120/80mmHg。精神欠佳，全身皮肤、巩膜无黄染，浅表淋巴结未触及，双侧面部以耳垂为中心弥漫性肿胀，边界不清，局部不红，双侧腮腺导管口无红肿，咽充血，扁桃体不大，颈软，无抵抗。心肺及腹部未见异常。肾区叩击痛，神经系统检查未见异常。医技检查：尿白细胞（±），红细胞满视野。血钠126.50mmol/L，钾4.26mmol/L，氯99.8mmol/L，钙2.12mmol/L，二氧化碳结合力18.5mmol/L；尿素12.66mmol/L，肌酐1221μmol/L。超声检查示：双肾增大，回声增强，双肾盂轻度分离，双输尿管上段轻度增宽。入院诊断：流行性腮腺炎；血尿原因待查，药物性肾损害。给予止血、补液促进药物排泄、碱化尿液及对症处理。经治疗，患儿病情未见明显好转，腰痛、腹痛剧烈，持续无尿，复查尿素、肌酐呈渐进性增高，保守治疗20余小时，病情无好转。转外院行血液透析24h，患儿始有尿液排出，病情逐渐好转，继续治疗10余天，康复出院。

分析：磺胺类药物是最早应用于防治全身性感染的合成抑菌药，如今由于各种高效、低毒的抗生素及氟喹诺酮类药物的陆续出现，磺胺类药物的应用已渐趋减少。本药主要副作用为胃肠道反应（与剂量有关）及结晶尿、血尿，偶见有皮疹、药物热及白细胞减少。结晶尿、血尿发生机制为磺胺类药物吸收后，多在肝脏中转化为灭活的乙酰化物，其溶解度低，易在酸性尿中析出结晶，尤其是磺胺嘧啶。但如本例导致急性肾功能衰竭的情况极其少见，应引起临床重视。

（三）磺胺嘧啶致过敏性休克

病例信息：女，18岁，因全身风团伴痒，胸闷气促半小时就诊。患者半小时前因左膝关节处皮肤擦伤伴少量渗血，在校医务室外用复方红汞（主要成分：红汞+磺胺嘧啶）处理，数分钟后即全身皮肤出现扁平水肿性风团伴痒，感觉胸闷气促、全身乏力不适，遂入院急诊。体格检查：呼吸 25 次/min，心率 122 次/min，血压 85/60mmHg，意识不清，颜面潮红，呼吸急促，双肺呼吸音粗糙，可闻及哮鸣音，心律齐，未闻及病理性杂音，余无异常。皮肤科情况：全身皮肤散在分布大小不等的圆形、椭圆形或不规则形的淡红色扁平水肿性风团，皮肤划痕症阳性。左膝关节处有一约指甲大擦伤面，表面涂有复方红汞，未见渗液。实验室检查：血常规、肝肾功能均未见异常。心电图是"窦性心动过速"。诊断：药物疹伴休克（磺胺嘧啶）。治疗：盐酸肾上腺素 0.2mg 皮下注射，地塞米松 10mg + 维生素 C 2.0g 静脉滴注，异丙嗪 25mg 肌肉注射，10% 葡萄糖酸钙 10mL 静脉注射，西替利嗪 10mg 口服，并生理盐水冲洗左膝关节处复方红汞。患者神志恢复清晰，胸闷气促及皮肤瘙痒逐渐减轻，红斑风团明显消退。

分析：磺胺类药是临床常见的易引起药物疹的药物之一，常引起固定红斑型、荨麻疹型、猩红热型及麻疹样型药物疹，严重者可引起大疱型、剥脱坏死型药物疹。磺胺类药物通过口服或注射方式引起药物疹，常易引起医患双方的重视。外用磺胺类药同样可引起药物疹则易被医患双方所忽视，临床报道也较少见。该病例患者仅局部外用少量含磺胺嘧啶成分的复方红汞，即出现严重的荨麻疹型药物疹，并伴有休克症状。经追问病史，患者既往有磺胺类药过敏史。提醒我们在临床工作中，即使外用药物也应详细询问患者的药物过敏史，并观察用药后的不良反应，避免医疗事故的发生。

三、复方新诺明不良反应的病例分析

（一）复方新诺明致急性散播性脑脊髓膜炎

病例信息：男，39 岁，自服复方新诺明 3 天共 20 片后出现持续高热、头痛、恶心、伴双下肢运动障碍。查体：T 39℃，P 110 次/min，BP 17.2/10.6kPa，R 22 次/min。神志清，头部颤动，口周及阴囊处均见暗紫色疱疹破溃。双侧瞳孔等大，对光反射灵敏。颈强四横指。心肺正常。腹部胀气，肠鸣音消失，无移动性浊音。T_6 以上皮肤痛觉敏感，T_6 以下痛觉减弱，但触觉及音叉震动觉存在，双上肢肌力 III 级，双下肢肌力消失，呈完全性截瘫，膝腱反射消失，腹壁反射、提睾反射、肛门反射均消失，病理征（－）。治疗：肛管排气，新斯的明 0.5mg，双侧足三里穴位注射，20% 甘露醇 250mL，细胞色素 C 30mg，地塞米松 30mg，根据病情恢复情况逐渐减量。口服大量维生素 B 族及抗过敏治疗。5 天能排便，20天后双下肢可自主活动，40 天后能下床行走，住院 80 天痊愈出院。6 个月后随访。正常工作。

　　分析： 本例因服复方新诺明致脑膜、脊膜、脊髓及神经根病变，原因为过敏或变态反应所致。该病是一种比较少见的脱髓鞘疾病，一般继发接种疫苗及病毒感染，如水痘、百日咳等。还有一类属特发性型，以儿童、青少年多见，主要以中枢神经系统白质血管周围，特别是小静脉周围脱髓鞘性变与胶质反应。

（二）复方新诺明致急性肝损害

　　病例信息： 女，20 岁，因婚后 2 天感尿频、尿急、尿痛。自服诺氟沙星 0.3g，tid，4 天后好转而停服。6 天后畏寒、发热伴尿频、尿急、尿痛及腰痛等症状，既往无肝炎及肝炎接触史。查体：体温 38℃，心肺正常，肝脾未扪及，左肾区叩击痛（＋）。Bp16/10kPa，血常规 WBC18 × 10⁹/L，N 0.85。尿常规：WBC（＋＋），RBC（－）。诊断：蜜月型肾盂肾炎。给予复方新诺明 0.96g，一天 2 次。诺氟沙星 0.3g，一天 3 次，第 5 天膀胱刺激症状消失，体温恢复正常，而出现纳差、乏力、尿黄。查体：巩膜轻度黄染，心肺正常，肝剑突下 3.5cm，肋下 1.5cm，质软，有触痛及叩击痛，脾未扪及。肝区未闻及血管杂音。尿胆红素阳性，血清丙氨酸转氨酶（ALT）500U，血胆红素（BIL）85μmol/L。立即停用复方新诺明，给予口服联苯双酯，中药：党参 20g，五味子 15g，黄芪 20g，静滴 10% GS、VC、VB_6、CoA、ATP、10% KCL，iv，共 14 天。后测 ALT 110U，BIL 25μmol/L，改为口服肌苷、多种维生素、联苯双酯、葡醛内酯。21 天后查 ALT、BIL 正常离院。随访 1 年未见复发。

　　分析： 目前已知许多药物可引起肝损害，本文病例在治疗过程中，感染好转后却出现肝损害，停用复方新诺明而未停用诺氟沙星、青霉素，故可排除诺氟沙星及青霉素引起肝损害。本例患者肝损害恢复迅速、彻底、预后好，亦符合药物中毒性肝炎之损害无疑。

（三）复方新诺明致急性肌张力障碍

　　病例信息： 男，72 岁，因张口困难、头颈部不自主转向右侧、双侧腓肠肌痉挛 3h 就诊。患者因肺心病，口服复方新诺明片，2 次/日，2 片/次，首次加倍。服复方新诺明 5 天（22 片）后，始感张口困难，继之头颈部转向右侧，言语不清，双侧腓肠肌阵发性痉挛，每次持续约 10min，间隔 4～8min。未服盐酸氯丙嗪、甲氧氯普胺等影响锥体外系的药物。查体：发作时嚼肌痉挛，时强时弱。头颈部偏向右侧，胸锁乳突肌张力增高，双侧腓肠肌不定时痉挛以右侧为甚，间歇期肌张力正常。脑脊液、脑电图均未见异常，急去上级医院做脑 CT 扫描结果正常。临床诊断：急性肌张力障碍（药物所致）。即给口服安坦 4mg，40min 后症状消失，停服复方新诺明后，随访3个月，未见发作。

分析： 复方新诺明片引起肌张力障碍的病理生理尚不明了，可能为：作用于胆碱能神经、乙酰胆碱的释放增加，使黑质对纹状体的抑制被解除而造成的，这点已被抗胆碱药物治疗后获得缓解而得到证实。老年体弱者，易出现副反应，但值得注意的是这种反应与特异体质或个体敏感性有关。此药能透过血脑屏障或随脑脊液循环作用于肌张力调节中枢，使抑制和易化性作用暂时紊乱。另外老年病人易发生脱水，此时血液浓缩、肾排泄缓慢、药物蓄积、血药浓度相对增高，从而促使本症的发生。所以对老年患者按常用量给予复方新诺明时，也应严格掌握剂量及水电解质平衡，以免给患者造成不必要的痛苦，值得临床注意。

（四）复方新诺明致精神症状

病例信息： 男，34岁，因上呼吸道感染入院。当日下午5时患者自己误服复方新诺明3g，于午夜患者出现精神症状，表现为行为错乱，忙乱不定，乱窜床位，在室内随意小便，说话喋喋不休，语无伦次，整夜不眠。次日晨患者症状减轻，能定位休息，言语减少、有条理，意识清楚下午2时上述症状消失。

分析： 本文患者在复方新诺明服药前、服药中均未伴用其他药物，既往无精神病史及类似发作史。为初次服药。复方新诺明每片含SMZ 0.4g，TMP 0.08g，成人及≥12岁者应每次1~2片，2次/日，首次加倍。2~5岁者应早、晚各服儿童片1~2片，6~12岁应各服儿童片2~4片。儿童片每片含SMZ 0.1g，TMP 0.02g。本例属过量服药。

（五）复方新诺明致溃疡

病例信息： 男，38岁，因双眼红肿、痒、畏光、流泪伴视力下降，口唇、外生殖器黏膜红肿疼痛明显4天，来院就诊。患者于4天前因感冒自服复方新诺明2.0g，4h后感全身不适、发热、烦躁，次日晨出现眼睑红肿、结膜充血及口唇麻木肿胀，曾于外院静脉注射葡萄糖酸钙20mL，症状缓解。患者否认不洁性交。体检：口唇黏膜红肿，双唇、口腔前庭及舌系带黏膜周围可见散在大小不等水疱，部分破溃形成溃疡。生殖器冠状沟黏膜红斑、水泡及溃疡。眼部检查：双眼视力4.6，不能矫正；双眼睑红肿，球结膜充血明显，结膜囊内可见黏液性分泌物，角膜混浊，荧光素染色呈弥漫性点片状着色，前房清晰，眼底正常。实验室检查：血白细胞5.6×10^9/L，中性粒细胞0.74，淋巴细胞0.22，单核粒细胞0.01，嗜酸粒细胞0.03，实验室检查正常。组织病理学检查：表皮下水疱，无棘层松解，疱液中见淋巴细胞、嗜中性白细胞，真皮血管中亦见淋巴细胞及嗜中性白细胞、嗜酸性粒细胞浸润。皮肤科会诊诊断为药疹。临床诊断：眼、口生殖器药疹。治疗：静脉青霉素钠960万U加500mL生理盐水静注，2次/日，共5天。地塞米松10mg及维生素C 2.0g加入5%葡萄糖液500mL中静滴，1次/日，共5次；10%葡萄糖酸钙10mL加维生素C 2.0g静注，2次/日，共3天。同时3次/日口服：扑尔敏4mg/次、赛庚啶2mg/次、维生素C 0.2g/次、维生素B 210mg/次。静脉停止用药后，将地塞米松改为口服泼尼松30mg/天，共3天，后减量；口服羟氨苄青霉素0.75g、环丙沙星400mg 2次/日。局部醋酸可的松及润舒滴眼液滴眼，6次/日，1%阿托品液散瞳，4%碳酸氢钠溶液漱口，1∶10000高锰酸钾溶液坐浴，1∶5000呋喃西林液湿敷外生殖器3次/日。2周后痊愈出院，无并发症发生。

分析： 复方新诺明是磺胺甲基异唑与磺胺增效剂的复方制剂。在临床上与其他磺胺类药同样有过敏反应，如皮疹、眼、口及黏膜溃疡及渗出性红斑。本例患者曾用过此药，但无过敏反应发生。此次口服复方新诺明后，出现眼角结膜炎、口腔黏膜疱疹及溃疡、外生殖器冠状沟黏膜渗出性红斑，其发病机制为T淋巴细胞免疫介导的迟发型过敏反应。患者多次应用该药后，产生抗体，使T淋巴细胞致敏并使其增殖，机体处于致敏状态。当致敏的淋巴细胞再次受相同抗原刺激时，一方面可直接杀伤带有抗原的细胞，同时释放各种淋巴因子引起局部反应，形成以单核细胞、巨噬细胞、淋巴细胞浸润为主的疱疹，导致弥漫性角膜上皮损害，结膜上皮滤泡增生、糜烂，口腔黏膜疱疹和溃疡，外生殖器渗出性红斑。因此，当发生过敏反应时，立即停止该药，给予脱敏及对病损部位进行对症治疗，同时注意应用抗生素，防止并发感染。嘱患者禁止使用同类药物，以防再次发生过敏反应。

（六）复方新诺明致心房扑动

病例信息： 女，83岁，因发热、咽痛伴咳嗽、咳痰2天，入院就诊。按"上感"给予感冒通、速效感冒片等药物治疗。3天后上述症状不见缓解而自行加服复方新诺明，首剂（4片）后6h左右，出现明显心悸、憋气，遂再次来院就诊。查体：血压20/11kPa，心率120次/min，心音强弱和快慢不一，节律绝对不规整、有短绌脉。心电图提示快速心房颤动。遂在心电图监护下给予普罗帕酮70mg + 10%葡萄糖溶液20mL静脉注射。约15min后，心电图逐渐恢复窦性心律，同时心悸、憋气等自觉症状亦逐渐缓解。为进一步确诊心房颤动是否由复方新诺明所致，2天后在准备好抢救除颤条件并在心电监护下，再次口服复方新诺明4片，约5h后又出现心悸、憋气，同时心示波显示快速心房扑动。立即静脉注射普罗帕酮（剂量同前），约10min后逐渐恢复窦性心律。此后未再服用复方新诺明。随访一年，未再出现心房扑动发作。

分析：该患者为老年女性，既往无器质性心脏病及心律失常发作史，连续两次服用复方新诺明后 5～6h 均出现心房扑动发作。因此，考虑心房扑动系复方新诺明所致。复方新诺明自 1968 年问世以来，已公认为有效的广谱抗菌药物。看报道其可引起 Q—T 间期延长及室性心动过速，但有关其导致心房扑动者少有报道。复方新诺明导致心房扑动的机制不明，考虑可能与该药的心脏毒性作用及影响心房肌的复极程序有关。应引起临床工作者的高度重视。

四、磺胺嘧啶银不良反应的病例分析

（一）磺胺嘧啶银治疗大面积烧伤致急性白细胞减少症

病例信息：男，24 岁，烧伤面积为 92%，均为 Ⅱ 度。伤后每日及次日白细胞为 23200、22000。休克期病情稳定。伤后第三天全身创面涂用 20%～25% SD－Ag 混悬液，每日 3 次。用药后第二天，白细胞降至 3700，第三天降至 2400，立即停止涂药。创面清洗，去除药痂，改为 0.25% 氯霉素纱布半暴露灯烤，同时服用 VB、鲨肝醇。停药后 1 天白细胞回升至 6100，48h 后升至 10000。

男，26 岁，烧伤总面积 85%，Ⅲ 度占 50%。伤后当天及次日白细胞分别为 21000、22000。休克期病情平稳。伤后 48h 胸背、四肢约 35% 体表面积的深 Ⅱ 度创面涂用 20%～25% SD－Ag 混悬液，每 4h1 次，用药后第 1 天白细胞降至 6400，第 2 天降至 4000。停药，去除 SD－Ag，改为混合抗生素纱布半暴露灯烤。停药后 48h 白细胞回升到 11000。

男，26 岁，烧伤总面积 95%，均为 Ⅱ 度，伤后当日及次日白细胞分别为 24000、11000。休克期病情稳定。伤后 72h，全身创面涂用 20%～25% SD－Ag 混悬液，每 4h1 次，用药后第 1 天，白细胞降至 4100，第 2 天降至 3600，当即停药，全身应用 1∶1000 新洁尔灭擦洗去除药痂，改为混合抗生素半暴露灯烤。该例由于回收期白细胞急剧下降，机体抵抗力降低，创面感染加重。在一次输入污染血后招致败血症，而于伤后 9 天死亡。

分析：SD－Ag 本身不会被全身吸收。但当它与身体组织和液体接触时，SD－Ag 就会同组织中的氯化钠、巯基和蛋白缓慢地发生反应，从而造成 SD 释放。而 SD 是对氨基息酸的竞争性抑制剂，它可造成颗粒性白细胞缺乏症和其他血液病。大面积烧伤病人长期外用 SD－Ag，血清中 SD 浓度可达到成人应用治疗量时的浓度。因此，服用磺胺药物所引起的副作用都会在外用 SD－Ag 的烧伤病人身上出现。Valente 和 Axelrod 报告了他们遇到的 1 例烧伤病人，先后两次应用 SD－Ag 均发生急性白细胞减少症，经过骨髓检查证实了 SD – Ag 对骨髓的抑制。

（二）磺胺嘧啶银致过敏反应

病例信息：女，45 岁，被沸水烫伤臀部及双下肢，伤后急诊入院。入院诊断：开水烫伤总面积16%（Ⅱ度）。入科后给予清创涂磺胺嘧啶银暴露疗法。30min 后，局部瘙痒，似走蚁感，并逐渐扩展至全身，面部潮红，双眼睑及口唇水肿。立即将磺胺嘧啶银冲洗掉，创面改用湿润烧伤膏（MEBO）行湿润暴露疗法，全身应用地塞米松 10mg，维生素 C 2g 加入10% 葡萄糖 250mL 内静脉滴注，10% 葡萄糖酸钙注射液 10mL 缓慢静脉注射，扑尔敏 8mg 口服及脱敏治疗等措施。6h 后症状缓解。伤后两周创面痊愈出院。

分析：磺胺嘧啶银是由磺胺嘧啶和硝酸银反应而成的有机银化合物，自 1968 年 Fox 首先报道用于临床。其作用机理是：银离子与细菌的 DNA 结合，使细菌失去繁殖能力，从而达到杀菌目的。但银离子也与上皮细胞DNA 结合，影响上皮化，甚至加深创面。又因磺胺嘧啶与对氨苯甲酸的化学结构相似，影响细菌核酸的合成，从而抑制细菌的生长繁殖。然而由于长时间的应用，临床发现细菌对该药已产生耐药性，外用易发生过敏反应。故建议临床应用时应慎重。

五、柳氮磺吡啶不良反应的病例分析

（一）柳氮磺吡啶致大疱性表皮松解型药疹

病例信息：男，25 岁，因全身皮肤红斑、水疱、伴发热 6 天，部分表皮剥脱 1 天入院。患者于发病 1 周前，开始服用"柳氮磺吡啶"治疗"强直性脊柱炎"，服药 1 周后，患者出现发热症状，体温最高达40.0℃，面、颈、胸部发生红色斑疹，并迅速发展至全身皮肤，部分红斑融合成大片状，并于红斑基础上出现大小不等的松弛水疱、大疱，部分大疱破溃，疱壁破裂、脱落，形成红色糜烂面，伴有渗液。体检：体温 39.0℃，生命体征平稳。皮肤科情况：全身皮肤见大片状暗红色斑，境界欠清，红斑总面积超过体表面积80%，红斑基础上可见大量大小不等的松弛水疱、大疱，疱壁较薄，疱液清亮，尼氏征（＋），皮损累及全身皮肤，以面部、躯干为著。部分受压部位大疱破裂，脱落，形成十多个鸡蛋至手掌大小的糜烂面，基底较红、有清亮液体渗出，阴囊处皮肤表皮完全脱失，形成鲜红色浅糜烂面，伴清液渗出，口腔黏膜亦可见数个浅糜烂面，双眼球结膜及睑结膜充血、水肿明显。辅助检查：血 WBC 6.3×10^9/L，N 0.90，血生化：Glu 9.6mmol/L。诊断为：大疱性表皮松解型药疹。治疗经过：停用柳氮磺吡啶，采用大剂量糖皮质激素为主的治疗方案：地塞米松 30mg，qd，静滴，病情控制后逐渐减量，3 周后改为口服泼尼松 60mg/天，并逐渐减量；同时给以积极的对症支持治疗，注意防治感染、电解质紊乱及其他可能的并发症；按大面积烧伤护理原则护理皮肤及口、眼黏膜损害。经上述治疗后，患者体温于第 3 天降至正常，新发皮疹渐减少至消失，原有水疱逐渐吸收、糜烂面干涸结痂，治疗 28 天后痊愈出院。

分析：磺胺类药物是引起大疱性药疹的最常见药物之一，本病病死率较高，而早期足量应用糖皮质激素及并发症的有效防治，是本病治疗成功的关键。柳氮磺吡啶（水杨酸偶氮磺胺吡啶），属磺胺类药物，口服后，于肠道分解释放出有活性的磺胺吡啶和 5 - 氨基水杨酸，具有抗菌、抗炎和免疫抑制作用。临床上常用于强直性脊柱炎的治疗。本例患者因服用该药，引起大疱性表皮松解型药疹，临床医生在应用此药物时，应予以重视。

（二）柳氮磺吡啶致严重不良反应

病例信息：女，49 岁，主诉（临床表现）："反复四肢关节痛 3 年，再发伴颜面部、双下肢红斑 10 余天"，颈部、胸前区瘙痒，颜面部浮肿及红斑，类风湿关节炎病程 3 年来医院就诊，12 月 13 日入院。12 月前曾多次在医院诊断为类风湿关节炎，出院予以大黄苏打、柳氮磺吡啶，正清风痛宁、叶酸片口服。既往有四肢关节疼痛病史 17 余年，期间未曾发作过。无高血压、糖尿病、高脂血等慢性病史，无药物及食物过敏史。胃炎 3 年，一直口服强的松、西米替丁。入院后完善相关检查，查体：体温 36.5℃，P 68 次/min，R 20 次/min，BP 125/78mmHg，神清，慢性病容，颜面部浮肿及红斑存在，呼吸自如，自动体位。颈软，颈静脉无充盈，呼吸运动自如，双肺未闻及明显干湿啰音。心率 68 次/min，律齐无杂音。腹平软，剑突下压痛无反跳痛，肝脾肋下未及，肠鸣音正常。双侧掌指关节畸形，活动可，余关节未见明显变形。辅助检查：12 月 13 日血常规示：血红蛋白 128.5g/L、白细胞 4.61×10^{12}/L、中性粒细胞 39.94%、血小板 381×10^9/L。便常规示：尿白蛋白 2 +、血沉示 52mm/h。肝功示：谷丙转氨酶 183.9μmol/L、谷草转氨酶 168.1mmol/L。血脂常规示：甘油三酯 2.54mmol/L、C 反应蛋白 14.41mg/L、类风湿因子 103iu/mL、补体 C32.06g/L。抗核抗体、抗 ds - DNA、补体 C4 肾功能、空腹血糖、电解质均未见明显异常。诊断：①药物性皮炎；②药物性肝损害；③类风湿关节炎。12 月 13 日予以停服柳氮磺吡啶、护肝、止痛、调节免疫等支持、对症处理。复方甘草酸苷粉针 80mg 5% + Gs 250mL，Qd。硫代硫酸钠 0.64g + 0.9% NS 100mL，iv，Qd 12.13 ～ 12.16，还原型谷胱甘肽 1.8g + 5%

Gs 250mL，Qd，ivgtt，12.18 患者诉颈部、胸前区瘙痒明显缓解，无呕吐、腹痛、发热等，无关节疼痛不适，颜面部浮肿及红斑消退，12.20 谷丙转氨酶 64.3U/L，较前明显好转。

分析：该病例初始以 3 次/日，每次 2 片（每片 0.25）的小剂量开始，10 天后 3 次/日，每次 4 片。患者口服 1 个月后出现颜面部、胸前区、双下肢红疹瘙痒。突发肝功能异常，考虑为药物过敏，药物性肝损害。予以停用柳氮磺吡啶肠溶片、抗过敏、护肝等支持治疗。患者病情好转出院。根据患者病情及用药方法、出现反应的时间、停药时间、治疗过程、反应消退的时间上判断此反应是柳氮磺吡啶肠溶片不良反应（ADR），ADR 关联性评价结果为很可能级。柳氮磺吡啶肠溶片最常见的不良反应有：恶心、厌食、体温上升、红斑及搔痒、头痛、心悸。下面所列的不良反应较少见，且可能与剂量有关。血液系统反应：红细胞异常（如溶血性贫血、巨红细胞症），紫绀。胃肠道反应：胃痛及腹痛。中枢神经系统反应：头晕、耳鸣。肾脏反应：蛋白尿、血尿。皮肤反应：皮肤黄染。

（三）柳氮磺吡啶致严重皮肤黏膜损害

病例信息：男，53 岁，类风湿关节炎病程 10 年，因四肢多关节对称性肿痛加重 1 周，于 7 月 13 日入院治疗。既往无磺胺类药物过敏史。给予中药及柳氮磺吡啶 0.5g，3 次/天口服。连用 7 天后，柳氮磺吡啶改为 0.75 g，3 次/天口服。在用药至第 15 天时，患者出现周身瘙痒，周身皮疹呈米粒大小色红，部分融合，伴发热，T 38 ~ 40 ℃，血 WBC 3.6×10^9/L，Hb 114 g/L，PLT 290×10^9/L，空腹血糖 5.5mmol/L。考虑为药疹，停用上述药物，给予抗过敏治疗：氯苯那敏 4mg，3 次/日口服，氯雷他定 10mg，1 次/日口服。停用柳氮磺吡啶第 3 天，患者周身皮肤弥漫性红肿、压之褪色，双眼肿，咽痛，口腔糜烂结痂，T 40℃。血 WBC 5.1×10^9/L，中性粒细胞 0.78，Hb 125g/L、PLT 167×10^9/L，血糖 7.4mmol/L。给予氢化可的松 200mg + 0.9%氯化钠注射液 500mL + 维生素 C 2.5g 静脉滴注 1 次/日；氢化可的松眼药水点眼 1 次/日；0.9%氯化钠注射液 500mL + 维生素 C 2.5g 静脉滴注，1 次/日。停用柳氮磺吡啶第 4 天，患者周身皮肤出现疱疹，部分融合成片、成水疱，口腔、双眼、生殖器出现糜烂，不能进食，T 38.9℃。眼科检查：双眼睑肿并结膜充血，脓性分泌物少量，角膜光滑。初步诊断：双眼过敏性结膜充血。给予地塞米松眼药水滴眼；0.9%氯化钠注射液冲洗结膜囊。另外继续予大量激素和抗生素治疗，局部湿敷，加强无菌护理、支持疗法、补充液体。1 周后未再发新水疱；口腔黏膜脱落、出血，双睑红肿，给予对症治疗。2 周后全身皮肤疱疹渐吸收，双眼及口腔症状逐渐好转，体温恢复正常。

分析：柳氮磺吡啶为磺胺类药，是治疗各种类风湿疾病的首选药物，常见不良反应为过敏反应、肝肾损害、抑制造血功能、中枢神经症状（如头痛、头晕）、恶心、呕吐等。本例患者既往虽无磺胺类药物过敏史，但在服用柳氮磺吡啶14天（用药总量为26.25g）后发生如此严重的过敏反应，临床少见。

（四）柳氮磺吡啶致药物性肝炎

病例信息：女，31岁，因无明显原因乏力、尿黄7天于6月1日入院。患者于9月27日曾以溃疡性结肠炎入院，入院后给予柳氮磺吡啶、替硝唑等药物治疗，病情好转出院，出院后继续服用柳氮磺吡啶至今。患者此次入院后查肝功：ALT 280.7U/L、AST 168.9U/L，诊断为药物性肝炎，给予肝乐宁、阿拓莫兰等药物保肝治疗。住院月余，查肝功正常，于7月4日出院。

分析：柳氮磺吡啶为磺胺类药，是治疗溃疡性结肠炎的首选药物，口服后，少部分药物在胃和上部肠道吸收，大部分药物进入远端小肠和结肠，在肠微生物作用下分解成5-氨基水杨酸和磺胺吡啶，起抗菌、消炎和免疫抑制作用。常见不良反应为过敏反应、肾损害、抑制造血功能、中枢反应（如头痛、头晕等），但引起肝损害者罕见。因此，本例提醒我们在患者用药期间要定期检查肝功能、血常规、尿常规等，以便及时发现药物引起的不良反应。

（五）柳氮磺吡啶致伴嗜酸粒细胞增多及系统症状的药疹

病例信息：女，50岁，因全身红斑、丘疹伴瘙痒、发热2周，于3月就诊。患者1个月前因外阴、口腔溃疡，于外院诊断为白塞病，予柳氮磺吡啶肠溶片1g每日3次、沙利度胺50mg每日2次口服治疗；2周前突发全身红斑、丘疹，剧烈瘙痒，有灼热感，伴发热（最高39.2℃），自行停用上述药物并口服解热镇痛药（具体不详），症状无明显改善。患者否认既往有过敏史。体格检查：体温38.2℃，脉搏90次/min，呼吸19次/min，血压120/85mmHg；头颅五官无异常，浅表淋巴结未触及，心肺正常，腹平软。皮肤科查体：面部水肿，头面部、躯干、四肢弥漫充血性红斑、丘疹，融合成片，部分伴有脱屑。实验室检查：血常规白细胞$27.16 \times 10^9/$L，中性粒细胞计数$8.78 \times 10^9/$L，嗜酸粒细胞计数$2.96 \times 10^9/$L；尿常规示蛋白（＋＋）；丙氨酸转氨酶337U/L，天冬氨基转氨酶169U/L，谷氨酰转肽酶228U/L，碱性磷酸酶156U/L，乳酸脱氢酶13.4μmol/（S·L）；C反应蛋白31.22mg/L（＜8 mg/L）；EB病毒IgG抗体（＋）、IgM抗体（－）；巨细胞病毒IgM、IgG抗体均阴性。结合病史及检查，依据

2007年欧洲严重皮肤不良反应登记处（RegiSCAR）提出的DRESS评分系统，患者发热（体温≥38.5℃）得1分，外周血嗜酸粒细胞≥1.5×10^9/L得2分，皮损面积（%）体表面积>50%得1分，提示DRESS的典型皮损得1分，肝脏、肾脏受累各得1分，总计7分，患者被确诊为DRESS。停用柳氮磺吡啶等可疑药物，予注射用甲泼尼龙琥珀酸钠80mg 1次/日静脉滴注，复方甘草酸苷220mg 3次/日保肝、阿奇霉素500mg 1次/日口服预防感染；皮损处炉甘石洗剂外用。3天后复诊，患者充血性红斑明显变暗、脱屑增加，甲泼尼龙琥珀酸钠减量至60mg1次/日静脉滴注，5天后皮损完全消退，复查血尿常规、肝肾功能、C反应蛋白均恢复正常。患者回当地医院继续治疗，口服醋酸泼尼松60mg1次/日，每4天减5mg直至停药。电话随访，皮损无复发，系统症状恢复正常。同时患者口腔、外阴溃疡愈合，未予进一步治疗。

分析：本文展示的这例患者在服用柳氮磺吡啶和沙利度胺2周后出现皮损，伴发热、血常规及肝肾功能异常，满足Bocquet标准与Regi SCAR确诊标准。沙利度胺不良反应的发生率与剂量和疗程有关，通常剂量<200mg/天时不良反应可耐受，国内仅有1例小剂量沙利度胺（100 mg/天）致点滴状副银屑病样药疹的报道，故考虑本患者为柳氮磺吡啶引起的DRESS。患者对以系统糖皮质激素为主的综合治疗反应良好。

（六）柳氮磺吡啶所致精神障碍

病例信息：女，35岁，12天前患"结肠炎"一直服用柳氮磺吡啶肠溶片治疗，1g 4次/日，肠炎症状明显减轻，仍正常上班。于昨晚服柳氮磺吡啶30min后突然自笑、哭泣、乱走，问话不理睬，不听话，要到外行走，但又步态不稳，需人搀扶，不一会又返回，彻夜不眠。体温36℃，脉搏88次/min，呼吸20次/min，血压18/13.3 kPa，2h后降为13.3/8.7kPa，体格检查无特殊发现。精神检查：不合作，注意力不集中，问话常不理睬，唉声叹气，能认识家人，表情呆板、紧张，东张西望，惶惶不知所措，躺在床上不时晃动，烦躁不安，又摇摇摆摆向门外走去，边走边哭泣，在家人搀扶下走一圈又回来。既往身体健康，无烟酒嗜好，无癫痫、精神病史。实验室检查：白细胞3.6×10^9/L，红细胞3.73×10^{12}/L，血红蛋白115g/L，红细胞压积0.31L/L，血小板163×10^9/L，血生化及小便常规正常。即停服柳氮磺吡啶，给予碱化尿液，促排泄，对症支持治疗，当晚睡眠佳。次日晨起精神正常。以后未再服柳氮磺吡啶，亦未见精神异常，1周后随访精神状况正常。

分析：柳氮磺吡啶属磺胺类抗菌药，口服不易吸收，存在肠-肝循环。大剂量应用可有毒性反应，本例虽量不大，但每日4g的剂量仍需休息及监测，患者服药期间仍长时间工作，饮水量不够，致血药浓度一时性过高而出现中枢神经系统毒性反应。因此对需口服本品的患者，用药期间应多饮水，保持高尿量，必要时加服碱化尿液的药物。治疗期间需定期检查血、尿常规及肝、肾功能。若出现异常情况需立即停药处理。

（七）柳氮磺吡啶致皮肤损害

病例信息： 男，17 岁，因腰痛、双膝关节痛，确诊为强直性脊柱炎，服用柳氮磺吡啶 0.5g，tid，吲哚美辛栓 100mg，塞肛，qn，用至第 4 天，柳氮磺吡啶加至每日 2.0g，病人口周及耳际出现散在丘疹，痒，暗红色，第 5 天病情加重，全身皮肤黏膜散发暗红色丘疹、疱疹，发痒，伴发热，体温 39℃，考虑为药疹，停用上述药物，给予地塞米松 10mg + 维生素 C2.0g + 5% 葡萄糖注射液 250mL，iv，gtt，qd；10% 葡萄糖酸钙注射液 10mL，iv，qd。治疗 2 天，效果不佳，即入院。住院体检：T 39.5℃，P 96 次/min，R16 次/min，BP 16.63/9.33kPa，双侧睑结膜高度充血，结膜内见大量脓性分泌物，口腔内颊黏膜及舌面见散在疱疹，疼痛。初步诊断为：磺胺药过敏。追问家族史，病人父母均有磺胺药过敏史。入院第 2 天，全身广泛皮疹、疱疹，部分融合成片、成水疱，双眼睁不开。眼科检查：双睑结膜已部分脱落，睑结膜高度充血，结膜囊内大量脓性分泌物，球结膜内高度充血，角膜上皮部分脱落，T39.5℃，给予妥布霉素滴眼液滴眼，qid；红霉素眼膏涂眼，qn；重组牛碱性成纤维细胞生长因子滴眼液滴眼，tid；氢化可的松 200 mg + 5% 葡萄糖注射液 250mL，iv，gtt，qd；左氧氟沙星 0.2g + 5% 葡萄糖注射液 250mL，iv，gtt，bid。第 5 天，病人全身均有大小不等的水疱，耳廓、颈部、后背、双手、足，有大的水疱，双睑红肿，睁眼困难，口腔黏膜脱落，出血，张口困难，只能进少量流质食物，阴囊部位水疱破裂，部分皮肤脱落，小便时疼，又改用氢化可的松 150mg + 5% 葡萄糖注射液 250mL，iv，gtt，bid；第 6 天未再出现新发水疱，口腔黏膜脱落，出血，双睑红肿，给予剥离粘连，对症治疗。第 12 天全身皮肤疱疹渐吸收，双眼红、肿、疼减轻，但双睑仍需给予剥离粘连，口唇结痂部分脱落，好转，体温正常。共住院 29 天。

分析： 病人由于其父母均有磺胺药过敏史，怀疑是由于过敏反应所致。如同其他含硫化合物一样，对敏感的病人，可能出现药疹和肉芽肿样肝病、发热、浆膜炎等为特征的系统狼疮。在药品说明书中都有详细的说明：柳氮磺吡啶可引起剥脱性皮炎，磺胺药过敏者禁用；病人有磺胺药物的家族过敏史，若医师能详细询问，就可能避免此严重不良反应。因此，在临床工作中，要加强对药品不良反应的认识，改变药品不良反应完全是个体差异，与医疗行为毫无关系的观念，医师的高度责任心对减少药品不良反应的发生起着重要的作用。

（八）柳氮磺吡啶引起粒细胞缺乏症

病例信息： 64 岁，因血性腹泻 1 个月，经钡剂灌肠和乙状结肠镜检查诊断为降结肠和直肠乙状结肠炎而住院。住院前两天开始用柳氮磺吡啶，每日 2g；甲基强的松龙每日 100mg 和灭滴灵每日 2.25g。住院后做粪便细菌、虫卵、寄生虫以及梭状芽胞杆菌检查均为阴性。白细胞计数和分类正常。乙状结肠纤维镜检查和活检证实为溃疡性结肠炎，仍给予柳氮磺吡啶每日 2g 和强的松每日 40mg 治疗，病情缓解而于第 12 天出院。在应用柳氮磺吡啶治疗的第 5 周，患者因发热和臀部皮疹 3 天再次住院，体检除两臀部呈斑丘疹外，余无特殊。白细胞计数 900/mm^3，淋巴 98%、酸性 2%、无嗜中性粒细胞。遂停用柳氮磺吡啶，继续用强的松，每日 20mg，并加用头孢唑啉和妥布霉素。骨髓检查和活检示髓细胞样前体缺乏，红细胞系和巨核细胞则正常。血清抗中性粒细胞抗体阴性。入院后第 11 天外周血出现粒细胞，一周后呈明显的白细胞增多症（大量中幼粒细胞、晚幼粒细胞）和血小板增多症。入院后第一周在硬腭处出现多形性小红斑，后呈小泡样病损，舌尖出现小溃疡，这些黏膜损害在第二周中期消退。随着外周血粒细胞数的恢复，患者的溃疡性结肠炎症状轻度复发而在住院第 14 天增加强的松量为每日 40mg，并于第 19 天出院。出院后 20 天复查白细胞数和分类正常。其后用 6 - 氨基水杨酸灌肠，未出现副作用。

分析： 临床上应用柳氮磺吡啶治疗中引起粒细胞缺乏症的特点为：①粒细胞缺乏症多发生在治疗后最初二个月内；②常伴有发热、皮疹、咽喉炎、厌食和全身不适；③住院和支持治疗直至康复对本病的处理是重要的；④一般在第一周内开始恢复，偶尔延迟到第二周，完全恢复需数天到数周；⑤病情恢复时可特征性地伴有白血病样反应。

第三章 其他合成抗菌药物

第一节 概述

本章包括三类人工合成抗菌药物，分别是甲氧苄啶、硝基呋喃类和硝基咪唑类。甲氧苄啶又称磺胺增效剂，为一广谱、高效、低毒的抗菌药和杀菌剂，是一个强大的细菌二氢叶酸还原酶抑制剂。目前甲氧苄啶被广泛应用于复方磺胺剂中，成为应用最广的药物之一。甲氧苄啶的抗菌谱与磺胺甲噁唑相似，抗菌作用比磺胺甲噁唑强 20～100 倍。大多数革兰氏阳性和革兰氏阴性菌对其敏感，单用易产生耐药性。甲氧苄啶抑制二氢叶酸合成酶，导致用于嘌呤、嘧啶合成的四氢叶酸生成减少，因而阻止细菌 DNA 的合成。与哺乳动物二氢叶酸还原酶相比，细菌二氢叶酸还原酶对甲氧苄啶的亲和力要高得多，故药物的选择性强。单用细菌易耐药，与磺胺药合用减少耐药菌株的发生。也可和其他抗菌药合用。耐药性产生是由于二氢叶酸还原酶改变，降低了对甲氧苄啶的亲和力。甲氧苄啶可单独用于急性泌尿道感染和细菌性前列腺炎，但很少单用，常与磺胺甲噁唑或磺胺嘧啶合用，或制剂成复方制剂，用于呼吸道、泌尿生殖道、胃肠道感染，也可用于伤寒杆菌和其他沙门菌属感染。甲氧苄啶毒性较小，可引起恶心、过敏性皮疹，也可引起叶酸缺乏症，巨幼红细胞贫血、白细胞减少及粒细胞减少。同服叶酸可对抗上述反应。

硝基咪唑类有机化合物是一类具有 5－硝基咪唑环结构的药物。主要品种包括甲硝唑（MNZ）、二甲硝咪唑（DMZ）、异丙硝唑（IPZ）、塞可硝唑（SCZ）、奥硝唑（ONZ）、替硝唑（TNZ）等。硝基咪唑类药物具有抗原虫和抗菌活性，同时也具有很强的抗厌氧菌作用。药物进入易感的微生物细胞后，在无氧或少氧环境和较低的氧化还原电位下，其硝基易被电子传递蛋白还原成具有细胞毒作用的氨基，抑制细胞 DNA 的合成，并使已合成的 DNA 降价，破坏 DNA 的双螺旋结构或阻断其转录复制，从而使细胞死亡，发挥其迅速杀灭厌氧菌、有效控制感染的作用。MNZ 除抗滴虫及阿米巴原虫外，还对脆弱拟杆菌、黑色素拟杆菌梭状杆菌属、产气荚膜梭状芽孢杆菌等有良好抗菌作用；MNZ 内服吸收迅速，生物利用度为 60%～100%，在 1～2h 内达到峰浓度，在血中仅少量与血浆蛋白结合，消除半衰期为 4.5h。DMZ 不仅能抗大肠杆菌、多型性杆菌、链球菌、葡萄球菌和密螺旋体，且能抗组织滴虫、纤毛虫、阿米巴原虫等。添加本品于饲料中，可预防螺旋体引起的猪下痢，亦可用于防治禽类的组织滴虫病及六鞭虫病，此外还有增重作用。

硝基呋喃类是一类合成的抗菌药物，具有广谱抗菌作用。本类药物口服后，大部分在体内迅速破坏，部分以原形自尿中排出，故在血中浓度较低，一般不易达到有效浓度，故本类药物不适用于全身性感染的治疗，临床上一般用于治疗尿路感染、肠道感染及用作消毒剂。本类药物的不良反应有：恶心、呕吐、头痛等，偶可发生皮疹，此时应立即停药；继续使用可产生严重皮炎。应用较大剂量时可抑制精子的产生并引起低血压。在患有先天性红细胞葡萄糖 – 6 – 磷酸脱氢酶（G – 6 – PD）缺乏的患者可引起溶血性贫血，减量或停药后即消失，临床应用较广者有呋喃妥因、呋喃唑酮和呋喃西林，后者只供局部应用。

第二节 药理作用和机制

甲氧苄啶（TMP）的抗菌作用机制是抑制细菌二氢叶酸还原酶，使二氢叶酸不能还原成氢叶酸，阻止细菌核酸的合成。因此，它与磺胺药合用，可使细菌的叶酸代谢遭到双重阻断，增强磺胺药的抗菌作用达数倍至数十倍，甚至出现杀菌作用，而且可减少耐药菌株的产生，对磺胺药已耐药的菌株也可被抑制。TMP 还可增强多种抗生素（如四环素、庆大霉素等）的抗菌作用。口服吸收迅速而完全，血浆浓度高峰常在服药后 1 ~2h 内达到。迅速分布全身组织及体液、肺、肾和痰液中。大部分以原形由肾排泄，尿中浓度约高出血浆浓度 100 倍，血浆 $t_{1/2}$ 约为 10h，和磺胺甲噁唑（SMZ）相近。TMP 常与 SMZ 或磺胺嘧啶（SD）合用，治疗呼吸道感染、尿路感染、肠道感染和脑膜炎、败血症等。对伤寒、副伤寒疗效不低于氨苄西林，也可与长效磺胺药合用于耐药恶性疟的防治。TMP 毒性较小，不致引起叶酸缺乏症。大剂量（0.5g/天以上）长期用药可致轻度可逆性血象变化如白细胞减少、巨幼红细胞性贫血，必要时可注射四氢叶酸治疗。

硝基咪唑类的药理作用包括：

一、抗菌作用

甲硝唑（Metronidazole）、替硝唑（Tinidazole）、奥硝唑（Ornidazole）分别是用于临床的第一、二、三代抗厌氧菌药物。1978 年 WHO 确定甲硝唑为基本及首选的抗厌氧菌感染用药。其后，一系列衍生药物不断开发出来，例如，82 年替硝唑在瑞士上市，2001 年奥硝唑开始在我国广泛用于抗厌氧菌的感染，1976 年塞克硝唑首先在墨西哥上市，虽未在我国广泛应用，但已有单位在研制开发各种剂型的塞克硝唑肺部、胸腹部、幽门螺旋杆菌引起的消化道、妇科、骨髓、关节等外科、中枢神经系统、口腔科等厌氧菌感染。硝基咪唑类药物作为药物前体，在细胞内需被激活而有效。其抗菌作用机制是细菌的细胞胞浆中的硝基还原酶，使被动扩散而进入的药物，获得较低的氧化还原电位，硝基被还原成羟胺衍生物后再与 DNA 作用，引起细菌 DNA 螺旋链损伤、断裂、解旋，进而导致细菌死亡。

二、抗结核作用

结核病（tuberculosis，TB）是仅次于艾滋病（AIDS）的第二大致死疾病，由结核分枝杆菌（Mycoba cterium tuberculosis，MTB）的感染性而引起。许多 4 - 硝基咪唑类化合物，对结核分枝杆菌等有很好的体内外抗菌活性，具有结核病治疗药物的开发前景。其中的 CGI - 17341 虽然对多耐药结核病（MDR - TB）有非常高的活性，但有高的基因突变性。因而对 CGI - 17341 结构进行修饰得到候选药物 PA - 824 和 OPC - 67683。PA - 824 为硝基咪唑并吡喃类药物中最有前景的化合物，试验表明，PA - 824 对结核分枝杆菌、多耐药结核杆菌、敏感结核分枝杆菌和耐利福平的结核分枝杆菌菌株体外抗菌活性高，与当前的结核病药物没有交叉耐药性；同时 PA - 824 不只对结核分枝杆菌有活性，对复制期与非复制期结核分枝杆菌均有活性，有可能用于治疗潜伏性结核感染，而影响其开发的主要原因在于其仍有一定的突变性。与 PA - 824 不同，由日本 Otsuka 制药公司研发的 OPC - 67683，属于 5 硝基二氢咪唑并噁唑类衍生物，对堪萨斯分枝杆菌有活性，体外抗结核分枝杆菌活性也很高，与一线结核病药物无交叉耐药，很可能存在新的作用机制，对治疗多耐药结核病缩短疗程有利。总之，OPC - 67683 比 PA - 824 具有更高的抗结核分枝杆菌活性，其突变性也比较低。

三、抗肿瘤作用

2（4，5）- 硝基咪唑类药物在抗肿瘤方面的作用主要用于放射增敏剂。用于临床研究的第一个放射增敏剂是 2 - 硝基咪唑类药物米索硝唑，阻碍其应用的主要原因是其具有较大的神经毒性。与米索硝唑的放射增敏活性相当的依他硝唑，其结构中含酰胺键，比米索硝唑的神经毒性低 3 ~ 4 倍。因其具有口服利用率低等缺点，在Ⅲ期临床随机试验中被淘汰。由此可见，降低其神经毒性的途径之一是在硝基咪唑类化合物的 1 位 N 原子上引入酰胺基团。

四、抗病毒作用

　　HIV－1型病毒是艾滋病的病原体，辅助T细胞（CD4）免疫系统是该病毒的主要攻击目标，同时巨噬细胞和单核细胞系统也是靶细胞。虽然目前尚未开发出来彻底根治HIV－1/AIDS的药物，但抗HIV－1药物研究在持续展。因HIV－1的易变异性引发的耐药现象，限制了像伊法韦恩、奈韦拉平、地拉夫定这些药物在抗HIV－1感染的应用。因此对现有的抗逆转录药物进行改进和结构修饰，克服其副作用和耐药性的研究在不断地进行中。Silvestri R课题组早在2000年设计合成出非核苷类反转录酶抑制剂（NNRTIs）硝基咪唑类非核苷类抗逆转录药DAMNIs等一系列新化合物。

五、抗原虫作用

　　20世纪50年代5－硝基咪唑类药物的抗原虫作用与抗菌活性首先同时被认识，甲硝唑即为第一个合成的有临床应用价值的此类药物。这类药物具有抗多种厌氧的革兰氏阳性和革兰氏阴性细菌和原虫的活性，特别是溶组织内阿米巴、兰氏贾第鞭毛虫和阴道毛滴虫。硝基咪唑类抗原虫药物，在厌氧环境中其硝基要被还原成毒性自由基（或氨基）才具有抗厌氧菌活性，对需氧菌或兼性需氧菌无抗菌活性，但对阴道毛滴虫和阿米巴大滋养体却能直接杀灭。体外实验表明，当甲硝唑浓度为$1 \sim 2\mu g/mL$时，$6 \sim 20h$内溶组织内阿米巴虫的形态就会改变，72h内可全部被杀灭。硝基咪唑类抗原虫药物通过阻止原虫的氧化还原反应及原虫的DNA合成，使原虫的氮链被破坏，虫体死亡。

　　硝基呋喃类药物中的呋喃妥因为一强力抗菌剂和杀菌剂，对泌尿系统的炎症如肾盂肾炎、肾盂炎、膀胱炎、尿道炎以及阴道炎、前列腺炎等均有疗效。呋喃妥因抗菌作用确切机制尚未完全清楚，一般认为是多重机制干预。其代谢产物黄素蛋白进入细菌内引起复杂的多重反应破坏细胞内核糖体蛋白、呼吸、丙酮酸盐代谢及其他大分子物质等，并直接介导破坏DNA使DNA链断裂；通过抑制细菌体内的多种酶，干扰细菌体内氧化还原酶系统，主要抑制细菌的乙酰辅酶A而阻断其碳水化合物的代谢；可以破坏细菌壁形成细菌内渗透压改变，共同参与下起到杀菌和抑制细菌繁殖的作用。呋喃妥因从肠道吸收在血清及身体组织内并不能达到治疗浓度。75%快速经肝脏代谢，25%以原形从尿中排出，呋喃妥因的消除半衰期为$0.5 \sim 1h$。如果进食时服用，其生物利用度可提高大约40%，同时可以减少胃肠道反应。呋喃西林为呋喃属中最早应用的杀菌剂，本品特点是对革兰氏阴性及阳性菌均有良好的杀菌及抑菌效果，亦能杀原虫，特别是能杀死对青霉素、氯霉素、链霉素、金霉素、磺胺类有抵抗性的菌株。但由于本品毒性较大，大剂量可导致多发性周围神经炎的产生，因此口服呋喃西林时应特别谨慎。呋喃唑酮又名痢特灵，是硝基呋喃类抗菌药，对革兰氏阳性及阴性菌均有一定的抗菌作用，为广谱杀菌剂，对消化道多数菌，如大肠杆菌、葡萄球菌、沙门杆菌、志贺杆菌、部分变形杆菌、产气杆菌、霍乱弧菌等有抗菌作用，此外对梨形鞭毛虫、滴虫也有抑菌作用。呋喃唑酮口服经胃肠道很少吸收，仅为给药量的 5%，在肠内能保持较高浓度，故临床上常用于治疗沙门菌、痢疾杆菌、伤寒杆菌、霍乱弧菌引起的肠道感染。

第三节　临床应用

甲氧苄啶常与磺胺药合用（多应用于复方制剂）治疗肺部感染、急慢性支气管炎、菌痢、尿路感染、肾盂肾炎、肠炎、伤寒、疟疾等，与多种抗生素合用，也可产生协同作用。增强疗效。本品单独可应用于大肠杆菌、奇异变形杆菌、肺炎克雷伯杆菌、肠杆菌属、凝固酶阴性的金黄色葡萄球菌所致单纯性尿路感染。与磺胺－3－甲氧吡嗪（SMPZ）及周效磺胺（SDM）合用可治疗疟疾，此外与四环素和庆大霉素等抗菌素合用也有明显的增效作用。单独使用可治疗由大肠杆菌等所引起的单纯性尿路感染。

硝基咪唑类药物用于治疗各种厌氧菌感染性疾病：

（1）腹内感染：包括可疑和确诊由类杆菌（脆弱类杆菌、狄氏类杆菌、卵圆类杆菌、多形类杆菌、普通类杆菌）、梭状芽孢杆菌、真杆菌、消化球菌和消化链球菌、幽门螺杆菌等引起的腹膜炎、腹内脓肿、肝脓肿等腹内感染或腹部术后（如结肠手术、阑尾切除术等）感染及消化性溃疡。

（2）胸内感染：包括由脆弱类杆菌引起的下呼吸道感染，如坏死性肺炎、肺脓肿及脓胸等。

（3）口腔内感染：包括由黑色素类杆菌、消化链球菌、梭杆菌、二氧化碳噬纤维菌、牙眼类杆菌等引起的牙周炎、根尖周炎、冠周炎、急性溃疡性眼炎等。

（4）妇产科感染：包括由脆弱类杆菌、梭状芽孢杆菌、消化球菌及消化链球菌等引起的子宫内膜炎、子宫肌炎、输卵管或卵巢脓肿等泌尿生殖系统或分娩引起的感染，以及盆腔软组织感染、妇产科术后感染、嗜血杆菌阴道炎等。

（5）皮肤和软组织感染：包括由脆弱类杆菌、梭形杆菌、梭状芽孢杆菌、消化球菌及消化链球菌等引起的伤口感染、表皮脓肿、褥疮溃疡感染、蜂窝组织炎及气性坏疽等。

（6）败血症：单独由脆弱类杆菌和梭状芽孢杆菌引起的败血症或多种厌氧菌和需氧菌混合感染引起的败血症。

（7）中枢神经系统感染：由脆弱类杆菌引起的脑膜炎和脑脓肿等。

（8）其他感染：厌氧菌引起的骨和关节感染、心内膜炎、乳房脓肿、溃疡性结肠炎、药源性伪膜炎、结肠炎等。

硝基呋喃类药物中呋喃妥因用于对其敏感的大肠埃希菌、肠球菌属、葡萄球菌属以及克雷伯菌属、肠杆菌属等细菌所致的急性单纯性下尿路感染，也可用于尿路感染的预防。呋喃唑酮主要用于菌痢、肠炎，也可用于伤寒、副伤寒、梨形鞭毛虫病和阴道滴虫病。对胃炎和胃、十二指肠溃疡有治疗作用，有人认为与本品对幽门螺旋杆菌的抗菌作用有关（但新近有人认为本品对胃、十二指肠溃疡的疗效可疑）。呋喃西林用于治疗各种局部炎症及化脓性感染，如化脓性中耳炎、结膜炎、伤口感染、褥疮及膀胱冲洗等。亦用于慢性咽炎及急性扁桃体炎时漱口。

第四节　临床用药

一、甲氧苄啶（Trimethoprim）

又名磺胺增效剂，抗菌谱和磺胺药相似，但抗菌作用较强，对多种革兰氏阳性和阴性细菌有效。最低抑菌浓度常低于 10mg/L。单用易引起细菌耐药性。口服吸收迅速而完全，血浆浓度高峰常在服药后 1～2h 内达到。迅速分布全身组织及体液，肺、肾和痰液中。大部分以原形由肾排泄，尿中浓度约高出血浆浓度 100 倍，血浆 $t_{1/2}$ 约为 10h 和 SMZ 相近。

二、甲硝唑（Metronidazole）

甲硝唑，主要用于治疗或预防厌氧菌引起的系统或局部感染，如腹腔、消化道、女性生殖系、下呼吸道、皮肤及软组织、骨和关节等部位的厌氧菌感染，对败血症、心内膜炎、脑膜感染以及使用抗生素引起的结肠炎也有效。治疗破伤风常与破伤风抗毒素（TAT）联用。还可用于口腔厌氧菌感染。口服吸收良好（＞80%），口服 250mg 或 500mg，1～2h 血清药物浓度达峰值，分别为 6μg/mL 和 12μg/mL。静脉滴注本品 15mg/kg，以后每 6h 滴注 7.5mg/kg，血浆药物浓度达稳态时峰浓度为 25μg/mL，浓度可达 18μg/mL。本品在体内分布广泛，可进入唾液、乳汁、肝脓肿的脓液中，也可进入脑脊液（正常人脑脊液中的浓度可达血液的 50% ）。在体内，经侧链氧化或与葡萄糖醛酸结合而代谢，有 20% 药物则不经代谢。其代谢物也有一定活性。甲硝唑及其代谢物大量由尿排泄（占总量的 60% ~ 80% ），少量由粪排出（6% ~ 15% ）。$t_{1/2}$ 约为 8h。

三、二甲硝咪唑（Dimetridazole）

又称地美硝唑，该品为类白色或微黄色粉末，遇光渐变黑，无臭或基本无臭。浅黄色针状体结晶或结晶性粉末。熔点 138 ~ 139℃。溶于氯仿、乙醇、稀碱和稀酸，不溶于水、乙醚。无味。甲硝咪唑盐酸盐溶于水、乙醇，微溶于丙酮。二甲硝咪唑对黑头组织滴虫、牛毛滴虫、结肠小袋虫、鞭毛虫等原虫及坏死厌氧丝杆菌、梭状芽孢杆菌、厌气葡萄球菌、肠弧菌、密螺旋体菌等细菌，具有显著抑制作用，是治疗火鸡黑头病及猪赤痢的有效药物。

四、塞克硝唑（Secnidazole）

塞克硝唑为 5 - 硝基咪唑类抗原虫/微生物药，其结构及药理作用与甲硝唑相似。塞克硝唑的体外抗原虫谱与甲硝唑相当，包括阴道毛滴虫、牛毛滴虫、痢疾阿米巴、兰伯贾第虫（十二指肠贾第鞭毛虫、肠贾第鞭毛虫）。该品对阴道毛滴虫的 MIC 与甲硝唑相似（0.7μg/mL），二者对痢疾阿米巴的最小抑制浓度也相似（6μg/mL）。塞克硝唑对十二指肠贾第鞭毛虫的最小抑制浓度（0.2μg/mL）明显低于甲硝唑（1.2μg/mL），但其临床相关性不明确。

五、奥硝唑（Ornidazole）

奥硝唑用于治疗：（1）由脆弱类杆菌、狄氏类杆菌、卵圆类杆菌、多形类杆菌、普通类杆菌、梭状芽孢杆菌、真杆菌、消化球菌和消化链球菌、幽门螺杆菌、黑色素类杆菌、梭杆菌、CO_2 噬纤维菌、牙龈类杆菌等敏感厌氧菌所引起的多种感染性疾病，包括：①腹部感染：胞膜炎、腹内脓肿、肝脓肿等；②盆腔感染：子宫内膜炎、子宫肌炎、输卵管或卵巢脓肿、盆腔软组织感染、嗜血杆菌阴道炎等；③口腔感染：牙周炎、尖周炎、冠周炎、急性溃疡性龈炎等；④外科感染：伤口感染、表皮脓肿、褥疮溃疡感染、蜂窝组织炎、气性坏疽等；⑤脑部感染：脑膜炎、脑脓肿等；⑥败血症、菌血症等严重厌氧菌感染等。（2）用于手术前预防感染和手术后厌氧菌感染的治疗。（3）治疗消化系统严重阿米巴虫病，如阿米巴痢疾、阿米巴肝脓肿等。

六、替硝唑 (Tinidazole)

替硝唑用于治疗：（1）治疗多种厌氧菌感染，如败血症、骨髓炎、腹腔感染、盆腔感染、鼻窦炎、支气管感染、肺炎、皮肤蜂窝组织炎、口腔感染及术后伤口感染。（2）可用于结肠或直肠手术、妇产科手术及口腔手术的术前预防用药。（3）也可用于肠道及肠道外阿米巴病、阴道滴虫病、贾第鞭毛虫病、加得纳菌阴道炎的治疗。（4）还可作为甲硝唑的替代药，用于治疗幽门螺杆菌所致的胃窦炎及消化性溃疡。

七、米索硝唑 (Misonidazole)

米索硝唑属于抗阿米巴及抗滴虫药。应用此药治疗，常在疗程末期发生感觉运动性周围神经病变，如不停药则将发展。总剂量小于 $10g/m^2$ 患者中25%发生感觉改变到瘫痪以至昏迷；而剂量在 $10g/m^2$ 以上，则发生率为75%。所有患者都是先出现听力减退而后出现其他症状，停药后一个月内听力可恢复到治疗前水平。

八、尼莫唑 (Nimorazole)

是5-硝基咪唑衍生物，它有抗微生物作用和类似甲硝唑的作用，用于治疗细菌性阴道病，急性坏死性溃疡性牙龈炎，对阴道滴虫病、阿米巴病、梨形鞭毛虫病有效。本品易从胃肠道吸收，2h内可达血药浓度高峰，有报道在唾液和阴道分泌物中有高浓度。与两个活性代谢物一起在尿中排泄，原形药物和代谢物也可由乳汁排出。

九、呋喃妥因 (Nitrofurantoin)

本品为抗菌药。大肠埃希菌、产气肠杆菌、阴沟肠杆菌、变形杆菌属、克雷伯菌属等肠杆菌科细菌的部分菌株对本品敏感，铜绿假单胞菌通常对本品耐药。本品对肠球菌属等革兰氏阳性菌具有抗菌作用。本品的抗菌活性不受脓液及组织分解产物的影响，在酸性尿液中的活性较强。本品微晶型在小肠内迅速而完全吸收，大结晶型的吸收较缓。与食物同服可增加两种结晶型的生物利用度。血清中药物浓度甚低，尿中的浓度较高。本品可透过胎盘和血-脑脊液屏障。血清蛋白结合率为60%。血消除半衰期（$t_{1/2}$）为0.3~1h。肾小球滤过为主要排泄途径，少量自肾小管分泌和重吸收。30%~40%迅速以原形经尿排出，大结晶型的排泄较慢。本品亦可经胆汁排泄，并经透析清除。

十、呋喃唑酮（Furazolidone）

本品为硝基呋喃类抗菌药。对革兰氏阳性及阴性菌均有一定抗菌作用，在一定浓度下对毛滴虫、贾第鞭毛虫也有活性。本品口服仅吸收5%，成人顿服1g，血药浓度为$1.7 \sim 3.3 mg/L$，但在肠道内保持较高的药物浓度。部分吸收药物随尿排出。

十一、呋喃西林（Nitrofural）

本品为外用消毒剂，抗菌谱较广，对多数革兰氏阳性及阴性菌都有抑制作用。本品内服毒性大，常用作表面消毒剂。冲洗或湿敷患处：用$0.001\% \sim 0.01\%$水溶液冲洗，或用$0.2\% \sim 1\%$软膏涂擦患处。不可内服，口服毒性大，包括胃肠道及精神症状，发热、头晕、失眠及末梢神经炎等。

第五节　耐药性

甲氧苄啶抗菌谱与磺胺甲基异噁唑相似，而抗菌作用比磺胺甲基异噁唑强$20 \sim 100$倍，但甲氧苄啶单独使用时易产生耐药性，多与磺胺类药合用。甲氧苄啶单用时是抑菌药，与磺胺药合用时增效，甚至可以杀菌。如细菌对这两种药物单用时都是敏感的，则一药的亚抑菌浓度可降低另一药的MIC $4 \sim 8$倍以上。但增效作用在不同细菌或菌株是不同的。在淋球菌和变形杆菌有高度的协同作用。在大多数葡萄球菌、链球菌、肺炎球菌、流感杆菌只协同$4 \sim 8$倍。产生最大协同的浓度为各自的MIC配合。也有一些菌株对两药均敏感，但不产生协同作用。如细菌对磺胺药耐药，只对甲氧苄啶敏感，一般说不能产生协同，仅相当于TMP单独起作用，如磺胺药的浓度很高，在体外可出现协同。这一点临床意义不大，因磺胺药用量过大很不安全，但对尿路感染可能有益，因磺胺药在尿中的浓度很高。例如，铜绿假单胞菌对磺胺药是中度耐药的，合用甲氧苄啶时可能产生协同抗菌作用。国内研究证明甲氧苄啶对多种抗生素均有增效作用。例如与四环素联合对金黄色葡萄球菌、大肠杆菌、铜绿假单胞菌的增效作用大于与磺胺甲噁唑联合；对耐药金黄色葡萄球菌，甲氧苄啶能增强青霉素、新青霉素Ⅱ和红霉素的作用；对铜绿假单胞菌能增强庆大霉素和卡那霉素的作用。但也有人认为不应将甲氧苄啶与四环素、多西环素、卡那霉素或庆大霉素合用，因为产生增效的菌株极少。国外报道甲氧苄啶增效作用明显的有化脓性链球菌、肠球菌、变形杆菌、克雷伯菌、大肠杆菌和铜绿假单胞菌等。动物实验也证实能提高感染小鼠的生存率。对利福平或甲氧苄啶的耐药菌株也能增效。两药的常用量在患者体内可以达到增效的水平。磺胺药与多黏菌素对阴性杆菌有协同作用。加用甲氧苄啶更好。甲氧苄啶在治疗过程中细菌产生耐药性的目前尚不多见，约在 10%。这可能是 TMP 常与磺胺药合用，对此二药均敏感的病原菌不易产耐药性的缘故。但只对 TMP 敏感的病原菌容易产生耐药性。在实验室内也证明阴性菌对 TMP 的耐药性发展很快，临床应用日久，耐药性也会增多。

第六节　不良反应与防治

（1）甲氧苄啶常见如下不良反应：
①可出现白细胞减少、血小板减少或正铁血红蛋白性贫血；
②过敏反应：可发生皮肤瘙痒、皮疹，偶可出现严重的渗出性多形红斑；
③胃肠道反应：可出现恶心、呕吐、腹泻等胃肠道症状，一般症状轻微；
④肝毒性：偶见肝功能异常；
⑤其他：偶可发生无菌性脑膜炎，出现头痛、颈项强直等症状。
甲氧苄啶与磺胺类药合用可使细菌的叶酸合成代谢遭到双重阻断，有协同抗菌作用，并可使其抑菌作用转为杀菌作用；甲氧苄啶与小檗碱、土霉素、氨苄西林、庆大霉素、卡那霉素、阿米卡星、林可霉素、磷霉素联用有显著的增效作用；甲氧苄啶与多黏菌素、春雷霉素联用其增效作用可达 2~32 倍；甲氧苄啶与吡哌酸、氟哌酸联用增效作用显著，且药物不良反应也低于单独用药；甲氧苄啶与头孢羟氨苄联用可增强疗效，并延缓细菌耐药性的产生；氨苯砜与甲氧苄啶同用可使两者血药浓度升高，氨苯砜浓度的升高可使不良反应增多且加重，尤其是正铁血红蛋白血症的发生；甲氧苄啶可干扰苯妥英的肝内代谢，使苯妥英的血清半衰期延长 50%，并使其清除率降低 30%；甲氧苄啶与普鲁卡因胺同用可降低其肾清除率；甲氧苄啶与华法林同用可抑制华法林的代谢而增强其抗凝血作用；甲氧苄啶与环孢素同用可增加肾毒性；骨髓抑制剂与甲氧苄啶同用可能使发生白细胞、血小板减少的机会增多；甲氧苄啶与抗肿瘤药、2,4-二氨基嘧啶类药物同用，有可能引起骨髓再生不良或巨幼红细胞贫血；甲氧苄啶与利福平同用可使甲氧苄啶清除增加、血清半衰期缩短。
（2）甲硝唑：15%~30% 病例出现不良反应，以消化道反应最为常见，包括恶心、呕吐、食欲不振、腹部绞痛，一般不影响治疗；神经系统症状有头痛、眩晕，偶有感觉异常、肢体麻木、共济失调、多发性神经炎等，大剂量可致抽搐。少数病例发生荨麻疹、潮红、瘙痒、膀胱炎、排尿困难、口中金属味及白细胞减少等，均属可逆性，停药后自行恢复。

（3）塞克硝唑：常见不良反应为口腔金属异味。偶见不良反应有消化道紊乱（如恶心、呕吐、腹泻、腹痛）、皮肤过敏反应（如皮疹、荨麻疹、搔痒）、深色尿、白细胞减少（停药后恢复正常）。罕见不良反应：眩晕、头痛、中度的神经功能紊乱。

（4）奥硝唑：消化系统，包括轻度胃部不适、恶心、口腔异味等；神经系统，包括头晕及困倦、眩晕、颤抖、四肢麻木、痉挛和精神错乱等；过敏反应，如皮疹、瘙痒等；其他，如白细胞减少等。

（5）替硝唑：本药不良反应较少且轻微。胃肠道：常见恶心、呕吐、食欲减退、腹痛、便秘、口腔异味等胃肠道症状；中枢神经系统：可有头痛、眩晕、共济失调等中枢神经系统症状，高剂量用药还可引起癫痫发作及周围神经病变；过敏反应：可有皮肤瘙痒、皮疹、荨麻疹、血管神经性水肿等过敏症状；致癌、致突变：动物实验中本药有致癌、致突变作用，但在人体中尚未证实；其他：偶可引起双硫仑样反应（表现为腹部痉挛、恶心、呕吐、头痛、面部潮红等），有中性粒细胞一过性减少的报道，静脉滴注偶可引起局部静脉炎。阴道给药偶有疼痛、刺激、瘙痒等局部反应。

（6）呋喃妥因：恶心、呕吐、纳差和腹泻等胃肠道反应较常见；皮疹、药物热、粒细胞减少、肝炎等变态反应亦可发生，葡萄糖-6-磷酸脱氢酶缺乏者尚可发生溶血性贫血。头痛、头晕、嗜睡、肌痛、眼球震颤等神经系统不良反应偶可发生，多属可逆，严重者可发生周围神经炎，原有肾功能减退或长期服用本品的患者易于发生；呋喃妥因偶可引起发热、咳嗽、胸痛、肺部浸润和嗜酸粒细胞增多等急性肺炎表现，停药后可迅速消失，重症患者采用皮质激素可能减轻症状；长期服用6个月以上的患者，偶可引起间质性肺炎或肺纤维化，应及早停药并采取相应治疗措施。

（7）呋喃唑酮：常见有恶心、呕吐等肠胃道反应。近年来，过敏反应也常见，主要表现为皮疹（多为荨麻疹）、药热、哮喘。也可有肺浸润、头痛、直立性低血压、低血糖等；本品还可引起多发性神经炎，剂量每日超过0.4g或总量超过3g时即易引起。症状可迁延数月至1年以上。因此，必须认真控制剂量，成人每日不超过0.4g，儿童1日量每千克体重不超过10mg。新生儿和葡萄糖-6-磷酸脱氢酶（G-6-PD）缺乏者，应用本品可致溶血性贫血。

第七节　药物不良反应的病例分析

一、甲硝唑不良反应的病例分析

（一）甲硝唑致急性肺水肿死亡

病例信息：女，26 岁，哺乳期妇女。因发热、畏寒、周身酸痛不适、左侧乳房胀痛 1 天，诊断为急性乳腺炎。给予静脉滴注 0.25% 甲硝唑注射液 250mL，100 滴/min。用药 10min 时病人自述头痛、头晕，伴恶心、呕吐胃内容物一次。服 1 片去痛片后症状未缓解，未经其他处理，继续滴入甲硝唑，约 30min 后滴完。输液完毕，患者即感胸闷，呼吸困难，咳嗽，吐出大量粉红色泡沫样痰，躁动不安，口唇紫绀。双肺布满干湿啰音，心率 105 次/min，心律规整无杂音。立即进行抢救，吸氧，静脉注射地塞米松、氨茶碱、速尿等药物，效果欠佳，出现不规则呼吸至呼吸停止，心脏停止跳动。即刻进行胸外心脏按压，口对口人口呼吸，经多次静脉注射肾上腺素、可拉明、洛贝林等药物后未能复苏，抢救 60min 无效死亡。

尸体解剖情况：①心脏：12cm×9cm×6cm 大小，表面灰黄色，光滑、无出血点。剖开心脏见心内膜光滑，各房室腔内无瘀血，主动脉壁光滑，有弹性，左右冠状动脉无异常。显微镜下未见明显病理改变。②肝脏：24cm×16cm×10cm 大小，胆囊肿大，肝表面呈灰褐色，切面灰红色，有血性浆液溢出，肝门处肝组织变脆，似坏死。镜下检查肝细胞浊肿变性增大，间质中见有大量胆红素沉积，汇管区及血管周围大量淋巴细胞浸润。③肺脏：肺叶 14cm×12cm×4cm 大小，被膜表面有出血点，切面瘀血水肿。镜下检查组织结构不清，出血严重，肺泡壁破坏。④其他组织器官未见异常。

分析：甲硝唑引起急性肺水肿死亡者少见。分析引起肺水肿的可能原因为，该患者系特异质病人，引起变态反应致肺内毛细血管扩张，通透性增加，液体渗出而致急性肺水肿死亡。临床上在应用甲硝唑时应注意以下几点：

（1）严格掌握适应症，非厌氧菌感染者不用；

（2）下列情况应属于禁忌症：哺乳期妇女，妊娠期，血液和中枢神经系统疾病，严重肝肾功能不全者；

（3）甲硝唑毒副作用随疗程、用量和给药途径不同而异；

（4）静脉滴注时滴速不宜过快，< 2.5mL/min 为宜；

（5）用药过程中密切观察病情变化，若出现头痛、头晕、呕吐、咳嗽、呼吸困难等症状时应立即停药。

(二) 甲硝唑致肌张力障碍

病例信息： 女，16 岁，体重 47kg。因转移性右下腹疼痛 7 天，慢性阑尾炎急性发作，入院进行手术治疗。术后给予甲硝唑注射液及注射用哌拉西林钠抗感染治疗。甲硝唑注射液 200mL，1 次/日，静脉滴注，连续 3 天，患者出现颈部后仰固定，两眼上翻，但神志清楚，立即给予苯巴比妥注射液 0.1g 肌内注射，2h 后症状逐渐消失。在以后的治疗中停用甲硝唑注射液，继续使用注射用哌拉西林钠，无不良反应发生。

患者，男，12 岁，体重 32kg。因转移性右下腹疼痛 1 天，急性阑尾炎发作，入院进行手术治疗。术后给予甲硝唑注射液及注射用头孢呋辛钠抗感染治疗。甲硝唑注射液 200mL，1 次/日，静脉滴注。患者突然双眼向上凝视，颈部后仰固定，但神志清楚，立即给予地西泮注射液 8mg 静脉推注，20min 后逐渐缓解，恢复正常。停用甲硝唑注射液，继续使用注射用头孢呋辛钠，无不良反应发生。

分析： 甲硝唑为咪唑类衍生物，是临床上最常使用的抗厌氧菌感染的药品。由于一般情况下不良反应较少而轻，故被世界卫生组织推荐为治疗厌氧菌感染的基本药物。我国更是将甲硝唑确定为治疗厌氧菌感染的首选药物，其最常见的不良反应是胃肠道反应，如恶心、呕吐、食欲缺乏、腹泻、腹部不适、味觉改变、口干、口腔金属味等。高剂量使用时可致严重的不良反应，如癫痫发作、周围神经病变，后者主要表现为肢体麻木和感觉异常。关于甲硝唑引起肌张力障碍的病例报告较为罕见，目前，国内仅见 3 例锥体外系反应的报道。

(三) 甲硝唑致老年性尿潴留

病例信息： 女，67 岁，因面部感染入院。给予青霉素 G、庆大霉素、0.5% 甲硝唑 250mL 静滴后，诉不能排尿，下腹部胀痛难忍。查体：耻骨上有球形膨隆，压迫时有尿意，尿道口有尿液溢出，叩诊呈实音。诊断：急性尿潴留。经导尿排出尿液约 100mL 后，上述症状缓解。次日给予 0.5% 甲硝唑 250mL 后，上述症状再现。此后停用 0.5% 甲硝唑，未再发生尿潴留。

女，63 岁，因慢性胆囊炎急性发作入院，给予氨苄青霉素、庆大霉素、0.5% 甲硝唑 250mL 静滴后，出现下腹胀痛，排尿困难，经导尿排出尿液约 700mL。次日又给 0.5% 甲硝唑 250mL，上述症状再现。停用该药后，未再发生尿潴留。

分析： 2 例患者均在应用常规量甲硝唑后出现尿潴留，停药后未再发生。甲硝唑引起尿潴留机制尚不清楚，可能与该药的代谢产物直接刺激膀胱有关。故临床上应用该药（尤其是老年患者）应予以注意。

（四）甲硝唑致溶血性贫血

病例信息： 女，49 岁，因胆囊炎、胆石症行胆囊切除术，术后给常规抗炎补液处理，并给甲硝唑 0.5g/天静滴（以前未曾用过该药）连续用药 2 天，发现患者每次用甲硝唑后感头昏、腰酸、恶心、畏寒、发热等，并出现黄疸，酱油样小便。查体：温度 38.9℃，脉搏 92 次/min，血压 120/75mmHg。面色蜡黄，巩膜黄染，切口无感染征象。即行 B 超检查：胆总管及肝内胆管均未见扩张；肝、脾径线不大；双肾未见异常。实验室检查：Hb 76g/L，WBC 13.5×10^9/L，网织红细胞计数 0.031，血小板计数 198×10^9/L，血清总胆红素 41.2μmol/L，直接胆红素正常，肝、肾功能正常，镜检未见红细胞，尿胆红素阴性，尿胆原阳性。考虑溶血性贫血，停用甲硝唑，逐渐好转，无不良反应。

分析： 本病继发于原发病的治疗过程中，根据临床资料诊断不难，但早诊断往往受到干扰，我们首先考虑的是术中损伤胆管或右肝动脉，待实验室检查结果提示溶血，再进一步检查确定，已拖延了时间。因此，临床医生在使用甲硝唑时要严密观察，注意这一不良反应。本病治疗关键是早诊断，及时停用甲硝唑，静滴碱性液体和皮质激素，必要时可适量输血。一般预后良好。

（五）甲硝唑致哮喘

病例信息： 女，58 岁，以右乳癌入院，术前 X 线显示，双肺下野纹理紊乱，在静脉复合麻醉下行右乳癌根治术，术后用 0.5% 甲硝唑 250mL，每日一次静脉滴注，同时加用青霉素，每日 800 万 IU 静脉滴注。术后第二日输完甲硝唑后，病人出现呼吸困难，心跳加快，端坐呼吸，喘息，咳嗽，咳痰。给予解痉、镇静药物 30min 后，症状缓解。第三日，当再次输注甲硝唑 70mL 时再次出现前日症状，停药用同样方法病人缓解。

分析： 甲硝唑对厌氧菌作用在国际上已获肯定，但其对神经系统作用也不应忽视，笔者认为病人术前有呼吸系统病变，手术后切口加压包扎影响呼吸，加之术后排痰不畅，病人缺氧，使甲硝唑对神经的阈刺激降低，而甲硝唑代谢产物与神经元 RNH 结合，其他轴索变性，使其支配支气管、心肌的神经纤维兴奋性增强，引起支气管痉挛，心跳加快，导致哮喘发作。

（六）甲硝唑致严重精神症状

病例信息： 男，33 岁，外伤后致骨盆畸形、髋关节活动不能、肛门大量出血、小便不能 5h。入院后诊断："骨盆骨折、尿道断裂、直肠撕裂伤、创伤失血性休克。"急诊在全麻下行乙状结肠造瘘、膀胱造瘘术，术后应用头孢他啶、甲硝唑联用抗感染，甲硝唑剂量为 0.5g, tid，于第 4 天出现意识不清、被害妄想、辱骂医护人员，当时患者生命体征平稳，血压正常，体温 38.5℃，双眼瞳孔等大等圆，四肢感觉无障碍，GCS 评分 11 分，急查血常规、电解质、血气分析、血氨、颅脑 CT 均无异常发现，肝功示：天冬氨酸氨基转氨酶 940U/L，丙氨酸氨基转氨酶 190U/L。经全科医师讨论后认为精神症状可能系甲硝唑所致。立即停用甲硝唑，并给予快速补液、利尿等处理，24h 后患者精神状态恢复正常。

分析：甲硝唑致上消化道症状的副作用在临床上较为常见，但导致如此严重的精神症状实属罕见。该药常规剂量为 0.5g2～3 次/日，此患者因直肠撕裂伤，考虑到可能有大量的肠道细菌入血，采用了较大的剂量，但患者入院前曾出现休克，因缺血再灌注导致肝、肾功有一定的损害，该患者两项转氨酶及肌酐尿素氮术后多次复查均高于正常。甲硝唑 70% 从肝脏代谢，30% 经肾脏代谢，因此，药物易在体内发生蓄积而中毒。作者认为，在临床上，对于可能有肝肾功能损害的患者甲硝唑的用量应限制，对于可能发生的精神异常应及早发现，及时停药，加强护理，防止落床、自杀等严重后果的发生。

（七）甲硝唑致严重锥体外系反应

病例信息：女，12 岁，体重 41kg，因患急性阑尾炎行手术治疗，术后用甲硝唑和青霉素抗炎治疗。0.2% 甲硝唑用量为 150mL/次，2 次/日。当第 3 次静滴甲硝唑后，患者出现颈部后仰固定，两眼上翻凝视，四肢僵直不灵活但可缓慢行动，肌张力增高，言语尚清晰，神志清楚，约 5min 后自行缓解。当日下午在静滴甲硝唑至约 100mL 时，患者又出现两眼向上凝视表现，不能向下视物，但视物尚清晰，表情呆滞，犹如"面具脸"，口唇张开不能完全闭合，神志欠清，吐字不清，颈部后仰固定，躯体呈角弓反张状，四肢肌张力明显增加，呈铅管样强直表现，巴宾斯基征阴性，布鲁欣斯基征阴性，考虑为甲硝唑所致锥体外系反应，立即停用，并予地塞米松 10mg，安定 10mg 静推，持续吸氧，25min 后患者神志清醒，言语清晰，可以回答问题，40min 后症状完全缓解。此后在治疗中除停用甲硝唑外，其他药物继续应用，未再出现上述反应。

分析：甲硝唑为咪唑衍生物。近年来，用于阑尾手术感染的防治及其他部位厌氧菌感染的治疗。其最常见的副作用为恶心和口腔金属味、偶见呕吐、腹泻、腹痛、头痛、眩晕、肢体麻木。少数患者可出现白细胞暂时性减少，极少数人可出现脑病、共济失调和惊厥，泌尿系统可出现肾绞痛、肾损害、膀胱区及尿道口剧痛。本例有以强制性张口、说话不清，两眼不自主向上凝视等奇异的肌痉挛为特点的急性肌张力障碍，表情呆滞、颈部固定、少言语等的锥体外系病损的临床表现，并排除有类似症状的其他疾病，综合在两次用甲硝唑后出现，停药后消失且未再出现的特点，可确定为甲硝唑引起的锥体外系反应。但本例在第 3 次用药后出现精神异常和锥体外系反应实属罕见，再次用药后症状加重，除本身为药物的反应外，可能与药物蓄积或其他因素有关。故在此提醒同行注意在用药时，尤其是儿童用药时一定要警惕此类副反应的发生。

（八）甲硝唑致口腔溃疡

病例信息：男，68 岁，因咳嗽、咳痰伴发热 5 天入院。5 天前因受凉出现咳嗽，咳脓臭痰，体温高达 39℃。查体：右肺中野呼吸音减弱，叩诊实音，语颤增强。X 线胸片示：右肺化脓症。血白细胞 $18.5 \times 10^9/L$，中性 0.80，淋巴 0.20，予头孢唑啉 5g 加入液体内静滴，甲硝唑 250mL，1 次/日静滴，3 天后出现口腔溃疡。予维生素 B_2 口服症状无好转。停用甲硝唑后，溃疡很快痊愈。再予甲硝唑静滴，口腔溃疡又现。停用该药溃疡很快痊愈。

女，68 岁，因右上腹胀痛 1 周入院，既往有慢性胆囊炎病史。诊断为慢性胆囊炎急性发作，予氨苄西林 6g、阿米卡星 0.5g 加入液体内静滴，同时给予甲硝唑 250mL 静滴，治疗 3 天后出现口腔溃疡，停用甲硝唑，溃疡很快痊愈，再次静滴甲硝唑，口腔溃疡复现。

分析：甲硝唑常用于滴虫、阿米巴病及厌氧菌的感染。不良反应一般为食欲不振、恶心、呕吐，少数腹泻。也可出现运动失调及其他中枢神经症状。致口腔溃疡报道较少，值得注意。

（九）甲硝唑致出血性膀胱炎

病例信息：女，56 岁，因血脂增高 11 年，以胆固醇增高为著，心、肺、肝、肾功能无特殊异常发现，血压正常，常年服用复方丹参片。血脂一直波动不下。入院就诊，给用甲硝唑 0.4g，3 次/日，第 1 天除轻微头晕、恶心外，无其他不适，第 3 天晨出现尿频、尿急、尿痛，排尿终末时尿道灼烧感，溢出血红色尿，急诊来院。查尿三杯为终末血尿，给用安络血肌注 3 天，终末血尿未能减轻。嘱停用甲硝唑，3 天后尿急、尿痛改善，第 4 天复查尿常规红细胞 4 ~ 6 个/高倍视野，10 天后复查尿常规正常。2 月后又用甲硝唑 0.4g，3 次/天，2 天后出现尿痛症状，尿 3 杯试验为终末血尿，B 超泌尿系无明显异常，停用甲硝唑后症状消失，尿常规阴性。

分析：自 1978 年起 WHO 将甲硝唑选为抗厌氧菌感染的基本药物后，

它的用途越来越广泛，并取得良好疗效，绝大多数患者均能耐受。本例均在服用甲硝唑后出现膀胱刺激征及终末肉眼血尿，而且均发生在尿停留时间长的早晨。因急性发作，未经膀胱镜检查证实，常规用量，停用后症状改善，血尿逐渐消失。根据临床特点可诊断为甲硝唑所致出血性膀胱炎。甲硝唑在肝脏代谢，代谢产物 60% ~ 80% 从肾脏排泄，15% 从粪便排出。可能是该药的代谢产物直接刺激膀胱黏膜的结果。具体机理尚有待于进一步探讨。

二、塞克硝唑不良反应的病例分析——致精神障碍

病例信息：女，52 岁，因服用塞克硝唑分散片 3 天，精神兴奋 1 天，于医院就诊。既往神经正常，无精神病病史。3 天前因反复上腹部剑突下疼痛半年，再发加重 1 周而来医院就诊，查体：剑突下偏右有明显压痛，无反复跳痛，余未见异常。电子胃镜检查：十二指肠球部溃疡（活动期），幽门螺杆菌（HP）检测（＋＋＋），给予口服阿莫西林胶囊 0.25g，2 次/日；塞克硝唑分散片 0.25g，2 次/日；雷贝拉唑钠肠溶片 10mg，1 次/日。服药第 2 天后患者出现不自主叩齿、烦躁、不停唱歌、不能入睡。急诊时查：神清，对答切题，精神兴奋，心肺正常，脑电图、肝功、肾功、血常规均正常。接诊后，立即给予停服塞克硝唑分散片，静推安定注射液 10mg，甲氰咪胍拮抗，维持水电解质平衡。经上述处理，2h 后患者上述症状消失，能安静入睡，观察治疗 2 天，治愈出院。

分析：塞克硝唑分散片属于硝咪唑类药物，其药理作用与甲硝唑基本相似，主要用于治疗由阴道滴虫引起的尿道炎、肠阿米巴病、肝阿米巴病、贾第鞭毛虫病，也可以用于清除 HP，不良反应主要有恶心、厌食、腹泻等。尚有皮肤过敏反应，如皮疹、荨麻疹、血管神经性水肿、白细胞一过性减少等。罕见不良反应：眩晕、头痛、中度神经功能紊乱。其药物相互作用：西咪替丁等肝酶诱导剂可使本品加速消除而降效。故本病例用甲氰咪胍拮抗。

三、奥硝唑不良反应的病例分析

（一）奥硝唑致癫痫样发作

病例信息：女，23 岁，因"输卵管造影示一侧输卵管阻塞 3 个月"，入医院内窥镜科治疗。患者行"腹腔镜下盆腔粘连松解术、输卵管美兰通液术"。术后给予 5% 葡萄糖氯化钠注射液 250mL + 哌拉西林钠三唑巴坦钠 2.25g 及奥硝唑氯化钠注射液 100mL 静脉滴注，2 次/日，抗感染治疗。患者静脉滴注奥硝唑氯化钠注射液 5h 后，感腹胀，恶心，呕吐 1 次，为胃

内容物，遂立即停止输液，予甲氧氯普胺 10mg 肌内注射治疗。后患者出现抽搐，持续 4min，表现为双眼上翻、牙关紧闭、神志不清、小便失禁、口吐白沫、呼之不应。予吸氧，心电监护，口腔内置压舌板处理。后患者抽搐停止，情绪烦躁，测 Bp 108/68 mmHg，血氧饱和度 99%。血生化示：血钠 120.1mol/L，氯离子 89.5mol/L，总钙 1.8mol/L，二氧化碳结合力 18mol/L。考虑患者电解质失衡，低钠低氯血症，予 5% 葡萄糖氯化钠注射液 500mL + 10% 氯化钠注射液 30mL + 10% 氯化钾注射液 10mL + 地塞米松磷酸钠注射液 10mg 静脉滴注，地西泮注射液 10mg 肌内注射治疗。患者仍烦躁、呕吐、神志不清，答非所问。予咪达唑仑注射液 3mg 静脉注射、盐酸昂丹司琼注射液 8mg 静脉滴注，镇静、止吐处理。后患者呼之能应，回答切题。导尿后又烦躁明显，不能控制，再予咪唑安定 2mg 静脉注射对症治疗。后患者症状好转。次日，患者稍感胃部不适，无明显头晕及恶心，神志清，继续给予哌拉西林钠三唑巴坦钠抗感染、补液治疗，未再次出现上述症状。5 天后，患者恢复良好出院。

分析： 临床应用奥硝唑时应严格掌握适应证，询问有无药物过敏史，并注意对本药或硝基咪唑类药物过敏者、各种器官硬化症、造血功能低下、慢性酒精中毒患者、有脑和脊髓病变的患者禁用；有中枢神经系统疾病如癫痫、多毛硬化症的患者、有肝脏疾病的患者、酗酒者慎用。在用药过程中注意观察患者生命体征，一旦发生不良反应，应立即停药，并给予对症处理，以确保用药安全。

（二）奥硝唑致癔症

病例信息： 女，24 岁，怀孕 50 天，在医院妇科门诊做无痛人流后到门诊输液室静脉输液。输液前患者神志清楚，行动自如，未见异常。医嘱静脉滴注 5% 葡萄糖注射液 250mL 加缩宫素 20 U、0.5% 奥硝唑氯化钠注射液 200mL，11：30 滴完缩宫素一组，无特殊不适，换上 0.5% 奥硝唑氯化钠注射液。12：05 患者突然诉不适，当时已注射完 0.5% 奥硝唑氯化钠注射液 100mL，出现呼吸急促、胸闷、心慌、歇斯底里，诉四肢无力、不能站起，神志清楚，立即换上 5% 葡萄糖注射液 500mL，给氧，遵医嘱静脉推注地塞米松 10mg、肌内注射盐酸异丙嗪 50mg。体温 36.7 ℃，血压 140/80 mmHg，呼吸 40 次/min，心率 95 次/min。追问病史，患者诉 2002 年某天与人争吵时出现过类似癔症样症状，考虑此次为癔症发作，询问家属，此次发作前无不良言语刺激。约 40min 后患者症状缓解，测血压 100/60mmHg，呼吸 16 次/min，心率 80 次/min，观察 6h 后无不适离开医院。

分析： 该患者在静脉滴注缩宫素后无特殊不适，也无不良言语刺激。静脉滴注奥硝唑后输液局部刺痛感，减慢滴速仍存在，考虑此次癔症发作为疼痛刺激引起，为一过性。建议在临床应用奥硝唑时应严格掌握适应证，在用药的过程中注意观察，一旦发生不良反应，应立即停药，以确保用药安全。

（三）奥硝唑致过敏反应

病例信息： 女，28 岁，主因：阴道分泌物增多伴瘙痒，分泌物呈稀薄泡沫状，白带呈黄绿色，脓性且有臭味，外阴口瘙痒，局部灼热，疼痛，尿频、尿急、来医院就诊，经确诊为滴虫性阴道炎合并细菌感染。给予静脉注射：①奥硝唑 100mL，0.5g；②0.9% 生理盐水 250mL，头孢噻肟钠 4.0g，1 次／日；③用冲洗器将 10% 的洁尔阴洗液注入阴道深部进行阴道冲洗，1 次／日，7 天为一个疗程；④将甲硝唑栓 0.5g 置于阴道穹窿部，每日 1 次，7 天为一个疗程。当给予奥硝唑 50mL 时，患者突然出现面色和唇苍白、寒战、呼吸困难、眩晕、心慌、胸闷，急性痛苦面容，进而意识丧失等休克症状，立即采取以下措施：①将患者平卧，保持呼吸道通畅，给予氧气吸入，每分钟 4 ~ 6L，测体温：39.8℃，脉搏：94 次/min，呼吸 35 次/min，血压 80/50mmHg。②停用奥硝唑，换用 10% 葡萄糖 250mL，维生素 C 3g，维生素 B_6 0.2g，氯化钙溴化钠 10mL，静脉滴注；苯海拉明 40mL，肌肉注射；地塞米松 10mL，肌肉注射。10min 后，患者意识清醒，呼吸困难减轻，心慌、胸闷好转，面色口唇渐红。测体温 38.5℃，脉搏：90 次/min，呼吸 25 次/min，血压 90/60mmHg。主诉：恶心，想吐，瘙痒。遵医嘱给予胃复安 10mg，入小壶；地塞米松 5mg 入小壶；5% 葡萄糖 250mL，甘草酸铵 15mg 静脉滴注。患者的不适症状基本消除，生命体征正常，面色转红，待液体输完后回家。

分析： 奥硝唑主要治疗厌氧菌引起的感染，其中包括：①盆腔感染，如子宫内膜炎、子宫肌炎、输卵管或卵巢脓肿、盆腔软组织感染等；②口腔感染，如牙周炎、根尖周炎、冠周炎等；③外科感染，如伤口感染、表皮脓肿、蜂窝组织炎、气性坏疽等；④脑部感染，如脑炎、脑膜炎、脑脓肿。⑤治疗消化系统疾病，如阿米巴痢疾、阿米巴肝脓肿等。患者发生过敏反应时，医师不可手忙脚乱，应有条不紊地做好抢救。

（四）奥硝唑致肝损害

病例信息： 女，46 岁，门诊查体，诊断为宫颈炎、子宫肌瘤，做手术治疗，术中麻醉用药丙泊酚、枸橼酸芬太尼，术前检查：血常规 WBC 6.2 $\times 10^9$/L、NE 4.0 $\times 10^9$/L、RBC 3.43 $\times 10^{12}$/L、HGB 99g/L、HCT 29.7% 、PLT 333 $\times 10^9$/L，肝功正常，乙肝五项正常，排除甲肝、丙肝感染。术后应用氨甲苯酸 0.3g、酚磺乙胺 2g 止血治疗，奥硝唑 0.5g，每天 1 次，抗感染治疗，同时口服琥珀酸亚铁片补铁治疗。3 天后，患者出现黄疸症状，复查肝、肾功。肝功能：AST 867 U/L、ALT 1132 U/L、GGT 144 U/L、ALP 231 U/L、TBIL 150.3μmol/L、DBIL 66.1μmol/L、TB－DB 84.2；肾功能：BUN 3.0 mmol/L、CREA 37.1μmol/L、UA 100.5μmol/L。遂停用上述药物，转入病房进行保肝治疗，15 天后复查肝功正常，病人痊愈出院。

分析：奥硝唑是继甲硝唑、替硝唑之后第三代硝基咪唑类衍生物，由于其良好的抗厌氧菌和抗原生质感染作用，临床应用日趋广泛。奥硝唑不良反应少，症状轻微。一般表现为头晕和胃肠不适，罕见肝功能严重受损，表现为胆汁淤积型肝炎。该病人诊断明确，其他合用药物用量正确，无该类型不良反应，且排除肝脏原发性疾病，因此考虑肝细胞损害与奥硝唑有关。查询资料，Tabak 等曾报道 6 例常规剂量下使用奥硝唑引起的肝细胞损伤，国内未见同类报告。在此提醒大家在临床应用奥硝唑治疗时应密切注意患者肝功能变化，早期发现及时停药可阻止肝细胞损害的发展。

四、替硝唑不良反应的病例分析

（一）替硝唑致过敏性休克

病例信息：女，22 岁，因下腹疼痛半小时，入院治疗。入院查体：呼吸、脉搏、血压正常，心肺无异常，腹软，下腹部按压痛和反跳痛，移动性浊音阴性，阴道后穹隆穿刺抽出 2mL 淡红色液体，尿 HCG 阴性，诊断为盆腔炎，排卵期腹痛。给予替硝唑 1g 口服，约 5min 后，患者出现双下肢瘙痒，继之全身瘙痒，皮肤出现荨麻疹，立即给予地塞米松 10mg 及 10% 葡萄糖酸钙 10mL 静脉推注，但病情无好转，患者出现面色苍白，口唇紫绀，呼吸浅促，脉搏微弱，血压 0/0kPa，考虑患者为替硝唑致过敏性休克，立即皮下注射肾上腺素 1mg，静脉输液和给氧，约 30min 后病情逐渐好转，1h 后患者呼吸、脉搏、血压恢复正常。

分析：替硝唑是新一代硝基咪唑类抗厌氧菌及抗原虫药，它较甲硝唑疗效好，目前临床应用日益广泛，有关替硝唑副作用的报道也逐渐增加，而口服替硝唑致过敏性休克尚未见报道，本例患者既往无过敏史，口服替硝唑约 5min 后先出现皮肤过敏表现，然后出现休克，皮肤过敏表现前，未用过其他易导致过敏的药物，故诊断替硝唑致过敏性休克成立。今后临床用该药时，一旦出现皮肤过敏表现，应立即停药观察，以免造成严重后果。

（二）替硝唑致癫痫

病例信息：男，72 岁，因咳嗽、咳痰伴咯血 7 月余，加重 1 月入院。

胸片诊断：右肺癌伴阻塞性肺炎。既往患者无癫痫史，家族中无癫痫病患者。入院查体：患者神志清，精神差，头颅未见异常，桶状胸，双肺叩过清音。右肺底可闻及湿啰音，心率 80 次/min。律规整，腹平软，肝脾肋下未触及，无肌力紧张，神经系统检查均正常。T 36.6℃，P 80 次/min，R 20 次/min，BP 135/80mmHg。入院诊断为右肺占位并阻塞性肺炎。给予青霉素钠 640 万 U 加入 250mL 生理盐水中静脉点滴，2 次/日，替硝唑 100mL 静脉点滴每日 2 次。用药 2 天后突发意识障碍，呼之不应，头右侧，口角右斜，眼向右视，左侧上肢抽搐。临床诊断为"癫痫发作"，怀疑为肺癌脑转移，给予甘露醇 250mL 内加地塞米松 5mg 静脉滴注，疗效不佳，上述症状共发生 3 次，行 CT 检查示：颅内未发现转移灶，考虑为药物的副作用所致，即停用替硝唑。其他治疗不变，患者不再出现上述症状。

分析：替硝唑是硝咪唑类抗生素，对大多数厌氧菌治疗有效，临床上应用广泛，其抗菌机制为：透过细胞膜后破坏 DNA 链或抑制其合成。少数患者应用后可有消化道反应及神经系统紊乱，如头昏、头晕等症状。癫痫发作极为少见。该患者既往无癫痫发作史，且无脑转移证据，同时在停用替硝唑后，未再出现癫痫发作。提示：替硝唑引起该患者癫痫发作。其原理尚不清楚，考虑与药物对神经递质的代谢影响有关。因此应用替硝唑，应警惕对神经系统的影响，当应用替硝唑患者出现癫痫发作时，应考虑到可能为其副作用所致，应及时停药，同时应用该药时，亦应缓慢滴注以免短时间血浓度升高，引起严重后果。

（三）替硝唑致急性肺水肿

病例信息：女，29 岁，因持续性腹痛 20 天，加重 1 天入院。体检：T 38.8℃，R 20 次/min，BP 90/67mmHg；患者呈急性痛苦貌，双肺呼吸音粗糙，未闻及干、湿性啰音，心率 120 次/min，律齐，心音略低钝，腹部平坦，腹肌紧张呈板状腹，压痛、反跳痛。腹部 B 超示：双侧卵巢有囊实性包块。考虑患者处于感染性休克早期，紧急行剖腹探查术，术中静滴替硝唑，当滴入 20mL 时，患者出现烦躁不安，呼吸困难，立即停用替硝唑，同时静注地塞米松 10mg，症状稍有缓解。手术继续进行。于关腹前，用替硝唑 100mL 冲洗腹腔，病人再次出现上述症状，并出现剧烈咳嗽，呼吸急促，咳出少量粉红色泡沫，BP 下降至82/37mmHg，P156 次/min，动脉氧饱和度降至 65%，两肺满布中水泡音。考虑系患者对替硝唑过敏而致急性肺水肿，故立即吸出腹腔内替硝唑，静注地塞米松，毛花苷 C，多巴胺，多巴酚丁胺、5% 碳酸氢钠，20% 甘露醇、呋塞米，并将手术台调整到头高脚低位。病情有所好转，再给予吗啡、酚妥拉明、生脉等药物治疗。患者病情逐渐稳定，手术后第 11 天痊愈出院。

　　分析：患者使用替硝唑后立即出现呼吸困难，即停用该药片给予地塞米松治疗后缓解，再次使用，则再次发生呼吸困难乃至肺水肿，说明该患者的肺水肿与替硝唑有直接关系。该患者既往有青霉素过敏史，未曾用过替硝唑。是否对该药过敏尚不得而知。替硝唑致瘙痒、皮疹、荨麻疹的报道很多，但尚未见到替硝唑致血管神经性水肿、急性肺水肿的报道。此患者很可能是一过敏体质者，对替硝唑产生了Ⅰ型变态反应，出现急性肺水肿，因此，对于过敏体质者，在使用替硝唑时，一定要注意其严重的不良反应。

（四）替硝唑致血压升高

　　病例信息：女，52 岁，既往有高血压史，长期服用复方降压片、心痛定片等，血压稳定在 18.7/10.7kPa 左右。因牙周炎服用替硝唑 2g，至晚上感头痛、头晕。测血压达 26.7/14kPa，经加服降压药而安睡。

　　男，59 岁，既往有高血压史，用尼莫地平、复方降压片及心痛定片口服使血压稳定在 20.1/10.7kPa 左右。上午服替硝唑 2g，下午感头痛不安，测血压为 20.0/10.7kPa，遂加服降压药后渐安。

　　分析：替硝唑又名磺甲硝咪唑，为新型抗厌氧菌、抗滴虫药物。其消化道副作用等较甲硝唑轻，且对耐甲硝唑的厌氧菌、滴虫及阿米巴感染有效。本文 2 例均为本科工作人员，服用替硝唑后血压均明显升高，且排除其他饮食、药物的可能因素。故认为高血压病人应慎用替硝唑，临床医师在使用此药时应注意其升高血压的副作用。

（五）替硝唑致双下肢瘫软

　　病例信息：男，40 岁，无明显诱因出现上腹正中烧灼痛、反酸、嗳气近 1 周。后来门诊就诊，胃镜提示：浅表性胃炎伴局灶糜烂（胆汁反流）十二指肠炎，幽门螺杆菌（－）。医嘱：口服枸橼酸铋钾 0.3g，qid，莫沙必利 5mg，bid，静脉滴注替硝唑注射液，0.8g，qd，3 天后患者感觉胃部疼痛减轻，继续治疗。第 4 天替硝唑注射液，静滴结束后约 3h 突然出现双下肢肌肉发热、疼痛，皮肤可见散在暗红色斑丘疹，肌无力，且症状逐渐加重，软瘫不能行走。晚 10 时入院治疗。体检：T 38.6℃，P 88 次/min，R 20 次/min，BP 150/90mmHg，皮肤可见斑丘疹压之褪色，腹软，肌肉压痛明显，双上肢肌力、肌张力正常，双下肢肌张力正常，肌力Ⅲ级，病理征未引出。患者电解质正常，上述不良反应症状考虑可能与替硝唑有关。停用可疑药物替硝唑，其他口服药不变，给予补液，营养神经。次日，双下肢肌肉发热减轻，未见新药疹出现，3 天后，体温正常、皮疹消失，肌肉疼痛减轻，可搀扶下地行走，压痛感不明显，在停药 5 天后疼痛消失，可自行下地行走，7 天后肌酸激酶降至正常，患者痊愈。

分析：该患者无药物过敏史，身体健康，平时极少用药，上述的不良反应症状系用药后发生，用药量在合理范围，当出现肌痛、软瘫症状及肌酸激酶升高后电解质正常，可排除低钾引起的肌无力，在停用可疑药物后，不良反应症状逐渐减轻、消失、恢复正常，故判断上述不良反应症状系替硝唑所致。

（六）替硝唑致全身皮疹

病例信息：女，35 岁，既往无过敏史。因慢性肿囊炎、胆囊结石、胆总管结石入院手术治疗。术后给予环丙沙星 0.2bid 静滴抗感染。3 天后患者仍有发热，即加用替硝唑 400mg，bid 静滴。次日患者颈胸部、四肢瘙痒。查体见颈部、前胸、四肢散布黄豆大小红色斑丘疹，压之褪色。诊断多形性红斑药疹，即予停环丙沙星、肌注非那根 25mg 后症状缓解。第 3 天继用替硝唑、静滴半小时后患者全身多处瘙痒难忍。查体见头面部、颈部、后背部、腹部、四肢散布红色斑丘疹。故考虑为替硝唑过敏引起。即停用，静推 10% 葡萄糖酸钙 10mL，肌注非那根针 25mg，1h 后皮疹完全消退。1 月后患者因牙周炎用替硝唑抗感染治疗，半小时后出现全身散布小丘疹。经停用该药，抗过敏治疗后皮疹消退。

分析：替硝唑，属于硝基咪唑类化合物。其抗厌氧菌和杀灭滴虫作用强于灭滴灵。主要用于重度厌氧菌和外科手术厌氧菌感染的治疗和预防，疗效好、副作用轻微。引起全身皮疹较为罕见。本例先后三次用替硝唑治疗，均发生全身皮疹。故考虑替硝唑所致药疹。

（七）替硝唑致片状出血

病例信息：男，61 岁，入院确诊为扁桃体炎，医生给予乙酰螺旋霉素片 0.3g，tid，po，替硝唑胶囊 0.5g，bid，po。抗感染治疗 4 天后，炎症消退。但患者出现双膝以下及前臂对称性点状出血，逐渐发展成片状出血，胸腹部背部出现不规则点状出血，无皮肤瘙痒等其他不适反应。患者立即停药并去上级医院检查 ASO、肝功能、出凝血时间、血小板计数等，均无异常；又经血液专科医院检查血液多项指标，均正常。停药数天后，点状出血及片状出血症状自然消失。

分析：据了解，患者有轻度高血压史，平时适量口服常规降压片控制血压；以往有呼吸道感染时，也常服些乙酰螺旋霉素，均未发生上述现象。故我们认为，患者的点状出血及片状出血可能与口服替硝唑胶囊有关。特提醒临床应用替硝唑时注意。

五、呋喃妥因不良反应的病例分析

（一）呋喃妥因致多发性神经炎

病例信息：女，56岁，患者自述2个月前，因泌尿道感染口服呋喃妥因，3次/日，每次2片，口服3天后，患者开始双手指发麻，吃饭时手指拿碗不灵活。后逐渐发展到双手指如针刺样麻痛，且进行性加重，呈锥尖刺痛，灼热麻胀，手不能屈指握物，与他物接触时即麻痛剧烈，不能忍受。同时，双足趾发生同样改变，初起双足蚁行感渐至踝关节，行走时步履蹒跚，脚底无根，麻痛持续性加重，继则足着地时痛不可忍，夜间尤重，仅后半夜稍安睡片刻。同时伴头痛、纳差，期间曾多次求医，均诊为周围神经炎。连续肌注维生素B、甲钴胺20天，口服黄豆苷元片、龙血竭胶囊、谷维素等，病情非但未减轻，且越来越重。患者既往无糖尿病、代谢障碍病史。查体：痛苦病容，营养欠佳，十指浮肿，较正常手指约粗一倍。不能屈曲，指肤燥裂，色萎黄、灰白相兼。呈豆腐渣样剥脱。因肿胀手指间缝隙消失，大小鱼际肌萎缩。脚趾胀肿苍白，足背暗褐不荣，足底肌肉萎缩。舌苔薄白腻，脉弦细。诊断：呋喃妥因引致多发性神经炎。

综览临床诸症，属于血虚风痹，营卫不痛，经络阻滞，不通则痛。经云："荣气虚则不仁，卫气虚则不用，荣卫俱虚，则不仁且不用。"故以养血活血，调和营卫，祛瘀生新，通络止痛为治则。处方：桂枝10g，白芍30g，熟地10g，赤芍10g，当归10g，川芎9g，丹参30g，制乳没各12g，苡米60g，忍冬藤20g，路路通12g，威灵仙20g，伸筋草10g，丝瓜络10g，甘草6g。并停一切其他药物。5剂后来诊：麻痛略减轻，自觉身体较前轻松。10剂后麻痛大减，夜已能眠，肿胀的指、趾明显好转，腐烂的表皮组织脱蜕，露出鲜红的肉芽，并能自己步行前来复诊。处方：当归12g，川芎10g，生地10g，白芍15g，丹参30g，鸡血藤30g，苡米60g，怀牛膝15g，地龙9g，僵蚕粉9g，木瓜9g，忍冬藤30g，丝瓜络10g，制乳没各12g，生甘草6g。原方略加减一二，先后共服中药120余剂，诸症悉除，指、趾恢复正常。

分析：呋喃妥因属硝基呋喃类药物，主要用于尿路感染，有肾功能障碍而血药浓度偏高者容易中毒。多发性神经炎的症状常在用药后1~2周内出现，多是感觉、运动和自主神经都受损，以疼痛和自主神经功能障碍最明显。笔者结合患者的呋喃妥因用药史，诊断为呋喃妥因所致的药物中毒性多发性神经炎。中医理论认为系营卫之气不调，瘀血、湿浊阻滞经络，血虚不荣四末，致诸症发生。故选调和营卫之桂枝汤。养血活血之四物汤，加通络祛风、滋补肝肾之品，以扩张末梢血管，改善血液循环，促进神经功能恢复，坚持服用而收效。

（二）呋喃妥因致过敏反应

病例信息：女，62 岁，患者于 40 天前因尿频、尿痛自服肠溶呋喃妥因 0.1g，tid；连服 4 周后出现气喘，未行其他治疗，继续服药，病情进行性加重。入院查体：T 37℃，R 20 次/min，P 80 次/min，BP 18.0/12.0kPa。双肺呼吸音清，未闻及干、湿性啰音。心率 80 次/min，律齐，肝、脾无肿大，尿检正常。胸透无异常改变。诊断：呋喃妥因致过敏反应。给予 B 族维生素及神经营养剂，2 周后治愈。

分析：呋喃妥因常规用量 0.1g，qid，连续服用药一般不宜超过 2 周。如用量大或长时间使用，可发生周围神经炎，偶有过敏反应，如气喘。该患者用药前未咨询，连服 4 周，导致气喘。

（三）呋喃妥因致过敏性肺泡炎

病例信息：女，40 岁，否认药物过敏史。因有尿频、尿急、尿痛的泌尿系感染症状，口服环丙沙星、呋喃妥因对症治疗。4h 后患者出现发热、畏寒、寒战、干咳、胸痛、胸闷、呼吸困难伴周身肌肉酸痛而急诊来院。查体：体温 38.5℃，呼吸 26 次/min，脉搏 98 次/min，双肺可闻及散在干湿啰音。肺部 X 线检查提示：双肺中、下野均可见小片状高密度影，边缘模糊，两侧胸腔有少量胸腔积液。给予吸氧、静推地塞米松 5mg 后，患者症状有所好转。2 天后复查胸部 X 线表现也明显改善。离院后，患者未再服用环丙沙星、呋喃妥因。半年后，患者因病再次口服药物呋喃妥因，又出现发热、寒战、呼吸困难等症状，给予地塞米松 5mg 静推，发热、寒战、呼吸困难明显减轻。

分析：过敏性肺炎为免疫复合物性疾病，其发病除与环境中变应原有关外，机体的个体差异也是重要因素，Ⅲ型和Ⅳ型变态反应在发病中起重要作用。免疫复合物介导的炎症反应产生急性肺损伤，进而 T 细胞和巨噬细胞介导的变态反应导致慢性炎症、肉芽肿形成及肺间质纤维化。其急性期表现为接触过敏源后 2～12h 出现发热、寒战、咳嗽、呼吸困难、全身倦怠，一旦脱离过敏原，症状可缓解或自行消失。因此，呋喃妥因用于治疗泌尿系统疾病的患者时，有潜在不良反应的发生。在此提醒临床医生使用该药物时要提高警惕。

（四）呋喃妥因致急性视神经炎

病例信息：女，37 岁，视力下降、变形 3 天。患者因"尿路感染"口服呋喃妥因，每次 50mg，3 次/日，连续口服 5 天后，发现视物模糊和变形。在外院检查视力，双眼均为 0.8。口服中药 3 剂，效果不明显，转入本院。视力双眼均为 0.8，不能矫正，结膜不充血，角膜透明，前房正常，瞳孔圆等大，光反应存在，但不持久。晶状体、玻璃体均透明。视乳头充血，境界模糊，轻度水肿，小血管扩张，迂曲，黄斑中心反光弥散，静脉充盈、扩张，动脉正常，视网膜未见渗出及出血灶。视野有中心暗点。诊断：双眼急性视神经炎（药物性）。治疗经过：停用呋喃妥因，静滴激素、能量合剂，肌注维生素 B_1、维生素 B_{12}、口服 SMZ – CO、维生素、扩张血管药物。治疗 5 天，双眼视力均为 1.0，瞳孔对光反应较前灵敏。视乳头水肿吸收，充血改善。继续治疗半月，双眼视力均为 1.5，瞳孔对光反应正常。视乳头境界基本清楚，黄斑中心反光存在，静脉正常。中心暗点消失。血、尿常规均正常。

分析：由呋喃妥因引起的眼病诊断依据：口服呋喃妥因后，两眼视力同时下降，眼底均为视神经炎的表现，视野有中心暗点和生理盲点扩大。呋喃妥因比较严重的毒性反应为周围神经炎，当剂量过大或肾功能有损害时，可能出现。其机理目前尚不十分清楚，一般认为该药对神经的毒性可能与抑制糖代谢有关，导致新陈代谢紊乱而损害视神经。由呋喃妥因引起的视神经炎，应立即停药，给予激素、维生素、能量合剂，扩张血管等药物综合治疗。

（五）呋喃妥因致面神经麻痹

病例信息：男，20 岁，主因咽部干痛、发热伴尿频、尿急、尿痛 1 天入院。既往无药物过敏史，无呋喃类药物用药史。查体：体温 38.4℃，脉搏 80/min，呼吸 18/min，血压 120/76mmHg。唇无发绀，扁桃体Ⅱ度肿大，咽后壁红肿，淋巴滤泡呈片状；心、肺、腹未见异常；肾区无叩击痛，尿道口稍红，无异常分泌物。血白细胞 8.6×10^9/L，中性粒细胞 0.86；尿白细胞 8 个/高倍视野；X 线胸透示心、肺、膈未见异常。诊断：①上呼吸道感染；②尿路感染。青霉素皮试（－），予 0.9% 氯化钠液 250mL + 青霉素 800 万单位，5% 葡萄糖液 500mL + 利巴韦林 500mg + 维生素 C 2.0g，每日 1 次静脉滴注；呋喃妥因 0.1，3 次/日口服，首次服药 50min 后患者自感口唇麻木、胸闷、气喘，随后出现呼吸困难，口唇发绀，伸舌舌体偏向左侧，右颜面部额纹消失，语言不利，不能鼓腮、吹口哨，口角流涎，无皮疹及出血点。立即肌内注射地塞米松 5mg、盐酸异丙嗪 25mg，5% 葡萄糖液 500mL + 三磷酸腺苷 40mg + 辅酶 A100U 静脉滴注，吸氧 5L/min，针刺地仓、颊车、下关穴，1h 后上述症状逐渐消失。后以静脉滴注盐酸氧氟沙星每日 0.4g 替代呋喃妥因，余用药不变，治疗 7 天痊愈，1 个月后随访未见任何不良反应。

分析：呋喃妥因属硝基呋喃类合成抗菌药，主要作用于微生物酶系统，抑制乙酰辅酶 A，干扰微生物糖类的代谢，起抑菌作用。本品口服吸收快，并很快由尿液排泄，主要用于敏感菌所致的泌尿系感染。其主要不良反应为周围神经炎、过敏反应（包括气喘、胸闷、皮疹、药物热）、胃肠道反应和中毒性精神症状。我院应用硝基呋喃类抗菌药，多见胃肠道不良反应和皮肤过敏反应（药疹、局限性皮炎）。有报道氯霉素、干扰素可引起面神经麻痹，而硝基呋喃类药物过敏致面神经麻痹尚未见报道。本例既往无药物过敏史，无呋喃类用药史，用药前检查药品无过期、变质，服用 50min 后出现面神经麻痹症状，经及时抗过敏、对症治疗后，不良反应逐渐消失；其前后除氧氟沙星替代呋喃妥因外，余治疗用药未变；未接触明显的过敏原，可确定该过敏反应由呋喃妥因引起。此例过敏反应表明，呋喃妥因致过敏反应速度较慢，提醒我们应用该药后应注意观察患者反应，发现异常，立即处理。同时提示患者，应用硝基呋喃类药物要遵医嘱，严禁有此类药物过敏史者应用，有其他药物过敏史者慎用，禁忌任意加大药物剂量，增加用药次数或延长疗程（一般不超过两周），谨防不良反应的发生。

六、呋喃唑酮不良反应的病例分析

（一）呋喃唑酮致高血压危象

病例信息：男，54 岁，因剧烈头痛、头晕、胸闷及一过性意识障碍半小时急诊入院。查体：体温 37.2℃，血压 180/100mmHg，心肺、腹部及神经系统检查无异常发现。诊断为高血压危象，经静脉滴注硝普钠后血压下降，症状缓解。追问病史，既往无高血压病史，20 天前患 "细菌性痢疾" 在某医院治疗痊愈后，自行购买呋喃唑酮巩固疗效，每日服药 0.9g，已连服 1 周。遂考虑高血压系呋喃唑酮过量所致，嘱患者停药后痊愈。

分析：本例除服用较大剂量呋喃唑酮外，无明显诱发高血压危象的病因，经停药后，未再复发，证明确系滥用呋喃唑酮所致。呋喃唑酮的代谢产物为单胺氧化酶抑制剂，可使神经元内去甲肾上腺素及多巴胺聚集，阻滞组织内多巴胺等儿茶酚胺类的降解，从而使血压升高。当该药在体内大量蓄积时，其作用特别明显，从而诱发了高血压危象。呋喃唑酮是临床常用的合成抗菌药物之一，其恶心、呕吐、过敏等副作用易引起医生的注意，而对其可引起高血压甚或高血压危象的问题易忽略。本文提示高血压病患者服用呋喃唑酮时要特别谨慎，医师应熟悉常用药物的各种副作用。

（二）呋喃唑酮致双硫仑样反应误诊

病例信息：男，45 岁，饮用啤酒约 500mL 后突发面红、头痛、胸闷、心慌、恶心、走路摇晃呈醉酒步态，随即出现视物模糊、精神恍惚，约2min后转入昏迷、呼吸困难、口唇紫绀、口吐白沫，颈后仰，四肢呈屈曲样抽搐。查体：P 130次/min，R 38次/min，Bp 70/40mmHg，神志呈浅昏迷状态，双侧瞳孔等大等圆，直径约2.0mm，对光反射灵敏，口唇紫绀，双肺呼吸音粗糙，心音有力，HR130次/min，律不齐，未闻及杂音。腹部平软，四肢屈曲样，双侧巴氏征阴性。考虑：癫痫发作，过敏性休克待除外。给予吸氧、镇静、抗过敏及静脉输液等治疗，症状持续约30min，患者一次呕吐出大量咖啡样物后清醒，检查生命体征平稳，症状消失。追问病史，患者于发病前服用呋喃唑酮0.1g，考虑为双硫仑样反应，观察病情24h无异常出院。

分析：双硫仑样反应，又称戒酒硫样反应是体内乙醛蓄积中毒的表现，常发生于服用头孢菌素、甲硝唑、呋喃唑酮、甲磺丁脲、苯乙双胍、碳化亚胺钙等药物，又同时饮酒者。表现为面红、头痛、恶心、呕吐、视力模糊、精神恍惚、血压下降、心跳加快、胸闷、呼吸困难等症状。剧烈反应可以导致患者呼吸抑制、血管性虚脱、心律不齐、急性充血性心力衰竭，甚至惊厥和死亡。服药并饮酒出现双硫仑样反应来势凶猛，有时由于病史不清，再加上对上述症状了解甚少，临床上极易误诊，值得了解及重视。本病恢复也快，一般不会遗留后遗症状，大多数患者都能自行恢复，对于症状较重者，应给予对症处理。

（三）呋喃唑酮致双眼上直肌痉挛

病例信息：男，18岁，因双眼上转3h，入院就诊。2天前，因腹泻、脓血便，校医务室医师给痢特灵片，每次0.1g，3次/日。连服2天后，发现双眼活动不便，渐渐向上方凝视并固定。眼球向下、左、右运动受限，视物模糊。病后无发热和头痛。因双眼不能平视，不能检查视力。球结膜充血。双眼球位于上转位，向内下、外下、正下方向运动受限。瞳孔大小正常，光反应良好。眼底不能窥见。血压12.8/8.0kPa。其他系统未发现异常。治疗：阿托品1mg肌注，15min后眼位恢复正常。眼球运动自如，视力右1.2，左1.2。

分析：痢特灵用于治疗肠道细菌感染，因其效果可靠，价格便宜，目前仍为临床常用抗菌药物之一。服用痢特灵后出现双眼上直肌痉挛，停用痢特灵后，肌注阿托品，眼上直肌痉挛很快消失。痢特灵的副作用较多，例如，消化道症状、头痛、哮喘、皮疹，药物热，直立性低血压、低血糖，多发性神经炎单胺氧化酶被抑制而出现一时性高血压。笔者也曾见一患者服呋喃唑酮后致小腿胫前肌肉萎缩。这可能是末梢神经受损后，肌肉呈现失神经营养性蜕变之结果。若患者为葡萄糖-6磷酸脱氢酶（G6PD）

缺乏，呋喃唑酮可致急性溶血性贫血等。服用该药引起双眼上直肌痉挛尚属罕见。服痢特灵引起眼肌痉挛时应立即停药，给予阿托品或 654 - 2 等药治疗。

（四）呋喃唑酮致周围神经炎

病例信息：男，60 岁，因四肢麻木，疼痛 2 周，以周围神经病入院治疗。患者于 25 天前出现双足掌麻木，伴疼痛，逐渐向上发展，1 周后出现双手指麻木，疼痛，同时双下肢麻木加重并出现无力，行走不稳，吞咽困难，饮水呛咳，呼吸困难及大小便功能障碍等症状。为明确诊断入院后追问病史：患者于半年前因上腹饱胀，无食欲。经胃镜检查，诊为慢性萎缩性胃炎，胆汁反流性胃炎，HP（＋）。1 个多月前，开始服用呋喃唑酮 0.1g、阿莫西林 0.5g、甲硝唑 0.2g，3 次/日；雷尼替丁 0.15g，2 次/日；吗丁啉 10mg，3 次/日治疗，症状好转。治疗 20 天后渐出现双侧四肢麻木疼痛等上述症状。自发病以来患者精神尚可，饮食、睡眠及二便均正常。高血压病史 5 年，无手术外伤史。否认肝炎、结核等传染病史，无糖尿病、大量饮酒史及药物过敏史。查体：BP 150/90mmHg，神清语利，心、肺未见异常。专科查体：颅神经检查未见异常；脑膜刺激征（－）；四肢近端肌力 V 级，双下肢远端 V 级；腱反射正常，病理征未引出；四肢末梢感觉呈手套袜套样痛觉减退，关节位置觉、音叉震动觉减退，双下肢跟膝胫试验欠稳准。辅助检查：颈部 CT 显示颈椎退行性变，肌电图显示神经源性损害。根据上述病史与检查，诊为呋喃唑酮所致周围神经炎。入院后立即停用呋喃唑酮。给予水乐维他 40mL 加入 0.9% 氯化钠注射液中静滴，1 次/日，甲钴胺 500μg，3 次/日口服，尼莫地平 10mg，3 次/日，尼群地平 10mg，3 次/天，天麻杜仲胶囊 4 片，1 次/日口服治疗。因患者为亚急性起病，病情渐重，且临床症状、体征表现为对称性损伤，因当时不能排除免疫介导的周围神经病，故给予丙种球蛋白 25g 加入 0.9% 氯化钠注射液 250mL 中静滴，1 次/日；治疗 5 天，病情好转，出院。出院 4 个月后随访，患者病情有所好转，双手指麻木及疼痛感觉好转。

分析：根据患者病前有"呋喃唑酮"用药史。临床症状及检查提示周围神经病变，感觉及运动神经均受损，且以感觉神经受损为主，故考虑为呋喃唑酮引起的周围神经病。患者停药后，经对症、营养神经等治疗后，病情略有好转。考虑可能与长期服用呋喃唑酮，造成体内蓄积，且神经性损伤恢复缓慢有关。

七、呋喃西林不良反应的病例分析

（一）呋喃西林致药疹

病例信息：女，19 岁，因左侧扁桃体残体炎，在局麻下行扁桃体残体摘除术。术后第一天开始给 1∶5000。呋喃西林液漱口，用药一天半后，病人觉口周发痒，上唇发麻微痛。检查发现上下唇肿胀明显，口周特别是两口角有较密集细小的丘疱疹，上唇中部黏膜糜烂，左上切牙唇侧牙龈、两颊黏膜及悬雍垂根部亦有水肿性丘疱疹，身上其他部位无皮损。经停用呋喃西林液，内服抗组织胺药物等治疗，三天后基本痊愈。

分析：患者术前普鲁卡因皮试阴性，未用过其他药物，术后仅单独使用呋喃西林液，故口腔病损为其所致无疑。据有关资料记载呋喃西林尚可引起其他过敏反应，临床应予注意。

（二）呋喃西林致尿潴留

病例信息：女，15 岁，因车祸致骨盆多发性骨折，右下腹部、右髋部及右大腿前外侧大面积软组织挫伤合并休克收入院。测 BPS 8/5.3kPa（60/40mmHg）。经过输血、输液休克纠正。同时留置导尿管记录尿量。由于创面大，渗出多，体液丢失量大，为指导输液，一直留置导尿管记录尿量。同时应用 1∶5000 呋喃西林溶液 250mL，bid 冲洗膀胱。注入后停留 0.5～1h 放出。以后经过两次清创植皮手术创面封闭。伤后 38 天，试行拔出导尿管，但不能自主排尿。又放置导尿管，如此反复多次。伤后 49 天停用呋喃西林冲洗，改用生理盐水 250mL 加 5% 碳酸氢钠溶液 100mL，bid 冲洗膀胱。9 天后拔除导尿管，恢复自主排尿功能。

分析：该患者无尿道损伤，无脊髓马尾神经损伤，应该无排尿障碍。由于长期服用呋喃西林出现毒性反应引起尿潴留。建议需留置导尿管应用呋喃西林冲洗膀胱不宜过久。如发生尿潴留除停用外，可加速碳酸氢钠碱化尿液促进排尿功能恢复。

（三）呋喃西林致肝功能异常

病例信息：男，33 岁，平时并无乏力、纳差、恶心和呕吐等消化道症状。在配制医院制剂即 0.02% 呋喃西林溶液后次日患者出现乏力、纳差、恶心和干呕等症状，4 天后到医院门诊查体。查体：T 36.3℃，P 74 次/min，BP 110/76mmHg；心肺功能未见异常；皮肤、巩膜等未见发黄；腹部 B 超示肝胆胰脾肾均未见异常。实验室检查：肝功 ALT 为 88 U/L（正常 0～40），AST 为 43 U/L（0～40），TBIL 为 22.4μmol/L（5～20），IBIL 为 16.9μmol/L（2～16），其他肝功指标均正常；肾功能正常；

尿、便常规正常；甲、乙、丙型肝炎病毒学指标均为阴性。患者既往无药物过敏史，也无家族过敏史；近期没有服用任何药物，且没有饮酒，仅配制呋喃西林溶液。怀疑为呋喃西林溶液所致转氨酶和胆红素升高而出现消化道症状。建议避免接触呋喃西林溶液，观察数日。6 天后，患者以上症状明显减轻并无恶心等症状，复查肝功能指标也回复正常：肝功 ALT 为 33U/L，AST 为 27 U/L，TBIL 为 17.5μmol/L，IBIL 为 10.3μmol/L。可以确诊肝功能异常为呋喃西林所致。

　　分析：本例患者是药剂师，在配制 0.02% 呋喃西林溶液过程中严格执行标准操作规程，开启通风橱并戴口罩、手套等。呋喃西林在水中溶解度小且溶解速度很慢，故需加热至 80～90℃使其溶解，并不断搅拌。患者在加热搅拌过程中可能有部分呋喃西林随水蒸气吸入患者鼻内，从而吸收了微量呋喃西林，进而诱发了消化道不适和肝功能异常等肝炎症状。而且，患者并未服用其他药物及饮酒，不接触呋喃西林后，消化道症状逐渐消失且肝功能指标于 6 天后回复正常。因此，可以推断患者肝功能异常可能为呋喃西林所致。报道此个案，以期引起药剂师在配制呋喃西林溶液时注意。

参考文献

［1］张致平. 喹诺酮类抗菌药研究的新进展［J］. 中国抗生素杂志,
1999, 22 (1): 241 - 246.

［2］张文珍. 氟喹诺酮类抗菌药物的研究进展［J］. 安徽医药, 2002, 6
(2): 30.

［3］陈建秀, 甄利. 喹诺酮类抗生素的药代动力学研究及其合理应用
［J］. 中国药业, 2005, 14 (3): 71 - 72.

［4］金珩, 逮秀兰. 氧氟沙星片治疗感染性疾病的临床观察［J］. 中国
医院药学杂志. 1997 (7): 302 - 303.

［5］侯杰, 赵彩云, 郝凤兰, 等. 氧氟沙星随机对照治疗细菌性感染的
临床评价［J］. 中国临床药理学杂志, 1993 (3): 129 - 135.

［6］王昆润. 抗菌药物治疗急性菌痢疗效比较［J］. 国际药学研究杂
志, 1998 (4): 246.

［7］牛光明. 环丙沙星影响胃肠道菌丛的实验和临床研究［J］. 国际药
学研究杂志, 1992 (1): 58 - 59.

［8］俞云松, 郑经川. 左旋氧氟沙星治疗伤寒和副伤寒的临床研究［J］.
中国临床药理学杂志, 1998 (2): 70 - 74.

［9］郑方算. 氟喹诺酮类抗生素在多药耐药性伤寒儿童中的疗效评价
［J］. 国际药学研究杂志, 1997 (3): 185 - 186.

［10］余华强, 肖长生. 重症结核病氧氟沙星静脉滴注的临床观察［J］.
中国医院药学杂志, 1997 (7): 301.

［11］郑海农, 陈松岳, 赵智翔. 氧氟沙星滴耳剂治疗耳部化脓感染的临
床试验［J］. 中国新药杂志, 1995 (6): 37 - 39.

［12］汪复. 2005 中国 CHINET 细菌耐药性监测结果［J］. 中国感染与化
疗杂志, 2006, 6 (5): 289 - 295.

［13］王睿, 裴斐, 赵铁梅, 等. 莫西沙星等13 种抗菌药物对呼吸道常见
感染致病菌体外抗菌活性的研究［J］. 中华检验医学杂志, 2004,
27 (11): 739 - 746.

［14］英恒敏, 马筱玲, 张义永. 喹诺酮类药物耐药机制及临床用药方案
［J］. 中国感染与化疗杂志, 2009, 9 (2): 154 - 157.

［15］肖永红. 临床抗生素学［M］. 重庆: 重庆出版社, 2004.

[16] 米润昭，谢以若．氧氟沙星注射液致耳鸣 [J]．药物不良反应杂志，2001 (4)：258.

[17] 杨晓云．环丙沙星注射液致过敏性休克 [J]．药物不良反应杂志，2001，3 (4)：254-255.

[18] 孙建枢．氧氟沙星注射液致过敏性休克 [J]．药物不良反应杂志，2001 (4)：258.

[19] 李斯光．氧氟沙星致紫癜性肾炎 [J]．药物不良反应杂志，2001，3 (1)：46.

[20] 施玲玲．氟喹诺酮类药物不良反应 168 例分析 [J]．医学争鸣，2005，26 (6)：531.

[21] 王菊仙，刘明亮，郭慧元．氟喹诺酮在治疗呼吸道感染中的合理应用 [J]．国外医药抗生素分册，2008，29 (2)：63-67.

[22] 毛浩玉，游雪甫．喹诺酮类药物的光毒性研究进展 [J]．国际药学研究杂志，2004，31 (4)：233-236.

[23] 刘明亮，郭慧元．新喹诺酮类抗菌药甲磺酸帕珠沙星 [J]．中国新药杂志，2004，13 (12)：1164-1168.

[24] 季乃军．诺氟沙星致过敏性皮炎五例报告 [J]．中国医院药学杂志，1992 (2)：87.

[25] 谷斌．静脉用诺氟沙星致癫痫发作 1 例 [J]．中国现代应用药学，1997 (4)：59.

[26] 杨淑芳．诺氟沙星致 17 例婴儿颅内压升高 [J]．中国新药与临床杂志，1992 (2)：85.

[27] 李志伟，董化峰，王著军．诺氟沙星致精神症状并肾功能不全 [J].临床误诊误治，2004，17 (1)：61-62.

[28] 马兴常．诺氟沙星致过敏性哮喘 2 例 [J]．中日友好医院学报，2000，14 (2)：104.

[29] 倪邦乾．诺氟沙星致急性尿潴留 2 例 [J]．中国新药与临床杂志，1993 (4)：207.

[30] 尚建中．诺氟沙星致急性溶血性贫血 2 例 [J]．中国新药与临床杂志，1990 (4)：221.

[31] 梁秀群，黄天国，尹桃．诺氟沙星致急性肾功能衰竭 1 例 [J]．中南药学，2008，6 (3)：366.

[32] 吴建平，马爱平，刘惠娟．诺氟沙星致严重肝损害 [J]．临床误诊误治，2001，14 (2)：145.

[33] 李茂科，张炳绪，鞠琴．诺氟沙星致锥体外系症状一例 [J]．天津

医药，1994（8）：511.

[34] 刘福凤，李彩霞. 诺氟沙星致角膜上皮剥脱1例［J］. 中国医院药学杂志，1998，18（6）：3-4.

[35] 李学永，李斌，田福利. 环丙沙星致心脏骤停1例［J］. 临床心血管病杂志，1999（10）：441.

[36] 郑群，张春宝. 环丙沙星诱致癫痫大发作1例［J］. 中国新药与临床杂志，1993（5）：304.

[37] 樊建峰，李恒进，虞瑞尧. 环丙沙星致急性肾功能衰竭1例［J］. 药物流行病学杂志，1997（3）：182-183.

[38] 任进民. 环丙沙星致肝功能衰竭死亡1例［J］. 药学进展，1995（1）：54.

[39] 吴旭东. 口服环丙沙星致过敏性休克1例报道［J］. 华西药学杂志，1998（4）：270.

[40] 黄莹芬，梁春. 环丙沙星致精神失常2例［J］. 医药导报，2000，19（3）：268.

[41] 曹彬，许莹，王辉. 环丙沙星致严重中枢神经系统不良反应3例［J］. 中国感染与化疗杂志，2002，2（1）：50-51.

[42] 黄宝洪，黄林. 口服环丙沙星致溢乳1例［J］. 新医学，1996（2）：67.

[43] 蔡丽丹，杨晶晶，漆柏友. 口服环丙沙星致跟腱炎一例［J］. 解放军医药杂志，2004，16（6）：418.

[44] 秦忠智，丁新伟. 静滴环丙沙星致锥体外系症状1例［J］. 中国临床药学杂志，1999（2）：132.

[45] 徐有贵，崔家栋，高宏. 环丙沙星致闭锁肺综合征1例［J］. 临床荟萃，1998（16）：766.

[46] 姜俊凤，岳秀萍. 静滴环丙沙星致帕金森氏综合征1例［J］. 中国社区医师，2005（22）：46.

[47] 许辉，蒙碧辉. 左氧氟沙星致急性粒细胞缺乏［J］. 药物不良反应杂志，2007，9（2）：140-141.

[48] 殷之愉，缪承禧，徐伟. 氧氟沙星致精神症状1例［J］. 中国新药与临床杂志，1993（5）：283.

[49] 商国美. 氧氟沙星致严重抑郁症一例［J］. 医药导报，1999，18（4）：236.

[50] 鲁晓勇，陈宇，罗烈岚. 氧氟沙星致少尿1例［J］. 中国新药与临床杂志，1999，18（6）：380-410.

[51] 张玉锦，穆焕明．氧氟沙星致视力障碍［J］．药物不良反应杂志，2002，4（5）：347.

[52] 滕卫红．氧氟沙星致急性肾衰一例［J］．医药导报，1999，18（3）：178.

[53] 刘明霞，王勇君，马轶群，等．氧氟沙星致急性上消化道出血［J］．临床误诊误治，2001，14（1）：61－62.

[54] 李永桃，任泽佑．氧氟沙星致癫痫发作一例［J］．中华结核和呼吸杂志，1998，21（1）：36.

[55] 曾强．氧氟沙星致血小板减少性紫癜的临床观察［J］．内江科技，2003，24（3）：22.

[56] 李楠，石玉玲，李娜，等．左氧氟沙星致精神异常2例［J］．中国新药杂志，2003，12（6）：428.

[57] 孙诗黠，涂敏，周建，等．左氧氟沙星致过敏性休克1例［J］．中国医药导报，2007，4（33）：73.

[58] 韩海啸，李军祥，江义墩，等．左氧氟沙星致严重肝损害［J］．药物不良反应杂志，2009，11（1）：49－50.

[59] 陶靖环．左氧氟沙星导致肾功能损害［J］．药物流行病学杂志，2007，16（2）：122.

[60] 王惠冰．左氧氟沙星致严重胃肠道反应和黄疸［J］．药物不良反应杂志，2005，7（6）：450.

[61] 侯春华，于淑萍，高建华．左氧氟沙星致糖尿病患者剥脱性皮炎1例［J］．中国医院药学杂志，2006，26（2）：244.

[62] 王伟，陶海，吴海洋．左氧氟沙星致球结膜水肿［J］．药物不良反应杂志，2005，7（3）：229.

[63] 魏艳荣．左氧氟沙星致无菌性跟腱炎［J］．临床误诊误治，2006，19（1）：80.

[64] 吴霞．左氧氟沙星致腹水［J］．药物不良反应杂志，2004，6（6）：407－478.

[65] 黄宁侠，吕颖．洛美沙星致急性肝功能衰竭一例报告［J］．青海医药杂志，2002，32（7）：45.

[66] 李中文，王金山，李盛仙．洛美沙星致严重肢痛症［J］．药物不良反应杂志，2003，5（2）：125－126.

[67] 张志莲，吴振英．洛美沙星致血管性水肿［J］．药物不良反应杂志，2000，2（4）：265－266.

[68] 靳爱娟，靳福荣，牟志宏．洛美沙星致中毒性大疱型表皮松解症1

例 [J]. 药物流行病学杂志, 2006, 15 (2): 124.

[69] 马立群, 那开宪. 服用洛美沙星致癫痫大发作一例报道 [J]. 首都 医药, 2005, 12 (10): 38.

[70] 黄梅. 洛美沙星致过敏性休克 [J]. 药物不良反应杂志, 2004, 6 (2): 133.

[71] 张亚丽. 静脉滴注洛美沙星致心跳呼吸骤停一例 [J]. 山西医药杂 志, 2015 (17): 1999.

[72] 徐运平. 盐酸洛美沙星注射液致血糖升高 [J]. 药物不良反应杂 志, 2005, 7 (4): 306.

[73] 崔修环. 氟罗沙星致癫痫样发作 2 例 [J]. 中国药物应用与监测, 2005, 2 (5): 56 – 57.

[74] 张穗. 氟罗沙星致过敏性休克引发多器官功能障碍综合征 1 例 [J]. 中华护理杂志, 2002, 37 (11): 850.

[75] 吴继光. 氟罗沙星致溶血性贫血 1 例分析 [J]. 中国误诊学杂志, 2008, 8 (27): 6789.

[76] 赵爽, 宫淑芝. 氟罗沙星致严重嗜酸性粒细胞增多症 1 例 [J]. 河 北医药, 2004, 26 (7): 558.

[77] 陈德海, 邱静林, 廖献彩. 氟罗沙星致严重胃肠道不良反应 1 例 [J]. 药物流行病学杂志, 2004, 13 (4): 182.

[78] 梁国泰. 氟罗沙星致锥体外系反应 1 例 [J]. 临床肺科杂志, 2007, 12 (6): 534.

[79] 高春和. 氟罗沙星致全身荨麻疹 2 例 [J]. 中国药物应用与监测, 2006, 3 (3): 61.

[80] 孙志良. 氟罗沙星致低血钙 1 例报告 [J]. 新医学, 2005, 36 (6): 367.

[81] 韩锡梅. 氟罗沙星致幻觉 1 例 [J]. 实用医学杂志, 2007, 23 (8): 1233.

[82] 袁祥萍, 程振田, 潘玉兴, 刘治军. 莫西沙星致肝肾功能异常 [J]. 药物不良反应杂志, 2010, 12 (2): 133 – 134.

[83] 原雪晴. 莫西沙星致过敏性休克一例 [J]. 中国药物与临床, 2008, 8 (2): 156.

[84] 谢小菊, 周晓贤. 口服莫西沙星致荨麻疹、上嘴唇麻木 1 例 [J]. 中国药物应用与监测, 2008, 5 (1): 34.

[85] 厉伟兰, 邵华, 郑向宇. 莫西沙星致老年患者精神和视觉异常 [J]. 药物不良反应杂志, 2009, 11 (2): 144 – 145.

[86] 李红云，刘蔚，纪立伟．盐酸莫西沙星致皮疹 1 例 [J]．药物流行病学杂志，2006，15 (2)：95.

[87] 成祥林，徐传新．莫西沙星致猝死及机制探讨 [J]．中国医院药学杂志，2012，32 (15)：1227 - 1228.

[88] 何剑波，翁海霞，吴立琴，等．莫西沙星致严重低血糖 1 例 [J]．中华医院感染学杂志，2011，21 (9)：1891.

[89] 熊勋波，向明清，成祥林．莫西沙星致痛性周围神经病 1 例 [J]．中国民康医学，2015 (10)：130.

[90] 季芳．加替沙星导致低钾血症 2 例 [J]．实用医学杂志，2008，24 (6)：1037.

[91] 钱春红．加替沙星导致精神障碍的护理 [J]．中华现代护理杂志，2006，12 (5)：450 - 451.

[92] 李别非，崔卉．加替沙星致癫痫发作 3 例 [J]．实用医学杂志，2006，22 (24)：2827.

[93] 江玲兴，汪祖光．加替沙星致过敏性休克 1 例 [J]．医药导报，2013，32 (8)：1024.

[94] 孟进霞，刘凤，任存格，等．静脉滴注加替沙星致心脏骤停 1 例 [J]．护理实践与研究，2005，2 (4)：55.

[95] 苗佩宏，胡忠杰．加替沙星致精神症状 1 例 [J]．中国新药杂志，2007，16 (7)：570.

[96] 张海凤，郭新田．加替沙星致视觉异常 1 例 [J]．中国药物警戒，2009，6 (2)：115 - 116.

[97] 刘学兰．加替沙星致血尿 1 例 [J]．药物流行病学杂志，2007，16 (1)：35.

[98] 高锦娟，纪莎，翁一玲．葡萄糖酸依诺沙星注射液致过敏反应 2 例 [J]．海峡药学，2001，13 (4)：119.

[99] 周丽娟．依诺沙星注射液致过敏性休克 2 例 [J]．中外医疗，2009，28 (18)：113.

[100] 马妍妍，郭美华，刘世萍．依诺沙星注射液致精神症状 1 例 [J]．中国新药杂志，2008，17 (24)：2154.

[101] 王燕．静脉滴注依诺沙星致血小板减少 [J]．解放军医药杂志，2007，19 (4)：6.

[102] 袁明勇，訾铁营，郑玲利．注射用葡萄糖酸依诺沙星致阵发性心动过速 1 例 [J]．西南国防医药，2007，17 (5)：533.

[103] 韩涛，白月辉，王利群．静脉滴注依诺沙星致口周及肢体麻木 1 例

[J]. 航空航天医学杂志, 2009, 20 (12): 162.

[104] 陈国庆. 葡萄糖酸依诺沙星致血糖升高 [J]. 药物不良反应杂志, 2009, 11 (1): 59.

[105] 康玮, 丁玉洪, 王亚莉, 等. 依诺沙星注射液致低血糖反应2例分析 [J]. 中国误诊学杂志, 2011, 11 (28): 6963.

[106] 吴洁, 刘春. 盐酸莫西沙星氯化钠注射液致过敏性休克1例 [J]. 医药导报, 2014, 33 (4): 536.

[107] 熊芬, 温婕, 苏芬丽, 等. 静脉滴注莫西沙星致幻觉1例 [J]. 医药导报, 2013, 32 (10): 1378.

[108] 唐叶秋. 口服盐酸莫西沙星片致罕见不良反应1例. 江苏省药学大会暨江苏省药师周, 2012.

[109] 姜鸽. 莫西沙星致严重眩晕1例 [J]. 医药导报, 2005, 24 (8): 659.

[110] 张璐, 武强. 莫西沙星致老年低血糖一例 [J]. 山西医药杂志, 2007, 36 (3): 217.

[111] 万丽娜. 莫西沙星致白细胞减少1例分析 [J]. 中国药师, 2009, 12 (3): 389.

[112] 王兰霞, 强生萍. 莫西沙星致肝功能异常1例 [J]. 中国药物警戒, 2012, 09 (7): 445.

[113] 陶然, 顾梅蕾. 司帕沙星致日光性皮炎1例 [J]. 中国新药杂志, 1999, 8 (6): 367.

[114] 王芳, 张平, 周飞红. 乳酸司帕沙星致光敏性药疹1例 [J]. 中国皮肤性病学杂志, 2009, 23 (2): 121.

[115] 林爱俊, 郭美兰, 林涛. 口服司帕沙星致癫痫大发作一例 [J]. 中华结核和呼吸杂志, 2000, 23 (3): 140.

[116] 张玉龙, 张乐峰. 司帕沙星致心脏毒性反应1例 [J]. 实用医学杂志, 2005, 21 (2): 212.

[117] 何伟珍, 吕干新. 口服司帕沙星致 QT 间期延长伴室颤1例 [J]. 中国现代应用药学, 2005, 22 (6): 519.

[118] 朱乃刚, 李桂香. 培氟沙星致头痛2例 [J]. 医药导报, 2001, 20 (5): 281.

[119] 张黎明. 培氟沙星致听力下降1例 [J]. 中国新药与临床杂志, 2002, 21 (4): 252.

[120] 张艳华. 培氟沙星致颅高压1例 [J]. 中国实用儿科杂志, 1999 (5): 314.

[121] 路晓钦，顾文钺．培氟沙星致过敏性紫癜 1 例 [J] ．中国新药杂志，1996 (2)：152.

[122] 唐式校，孟宪武，舒明刚．临床应用磺胺类药物注意要点 [J] ．猪业科学，2008, 25 (4)：32.

[123] 郑季，王世有．临床科学应用抗生素和磺胺药 [J] ．山东畜牧兽医，2013 (8)：83 - 84.

[124] 王华强．磺胺类药物应用的几点注意事项 [J] ．医学信息，2013 (28)：532 - 533.

[125] 秦小利．复方磺胺甲噁唑致过敏性休克 1 例 [J] ．全科护理，2011, 09 (24)：2247.

[126] 李应凤．口服复方磺胺甲噁唑导致过敏性紫癜 1 例 [J] ．医学美学美容旬刊，2013, 21 (1)：114.

[127] 张庆友，白涛．复方磺胺甲噁唑致包皮过敏性药疹 1 例 [J] ．药物流行病学杂志，2002, 11 (6)：334.

[128] 寇惠峰．复方磺胺甲噁唑致便秘 1 例 [J] ．临床军医杂志，2004, 32 (6)：16.

[129] 刘辛燕．复方磺胺嘧啶致急性尿潴留 1 例 [J] ．儿科药学杂志，2004, 10 (4)：64.

[130] 辛素霞，王晓明，贾莉，等．磺胺嘧啶致肾功能衰竭 [J] ．临床误诊误治，2005, 18 (4)：294.

[131] 王良坤．外用磺胺嘧啶银霜剂致过敏性休克一例报告 [J] ．中华整形外科杂志，1987 (1)：40.

[132] 任洪杰．复方新诺明致急性播散性脑脊髓膜炎一例报告 [J] ．吉林医学，1993 (4)：207.

[133] 李典云，李典斌，刘若平．复方新诺明致急性肝损害 2 例 [J] ．中国药事，1996 (3)：213.

[134] 乔金辉，朱洪升．复方新诺明致急性肌张力障碍 1 例 [J] ．中国实用内科杂志，1995 (11)：651.

[135] 柴继华，王玉才．复方新诺明致精神症状三例报告 [J] ．中华神经科杂志，1994, 27 (6)：339.

[136] 陈昌玖，白宗禧，卢鹭，等．复方新诺明致眼口生殖器黏膜溃疡一例 [J] ．中华眼科杂志，2002, 38 (2)：126.

[137] 王翠萍，傅文明，宋执敬．口服复方新诺明致心房颤动一例 [J] ．中国循环杂志，1993 (5)：305.

[138] 贾晓明，郭振荣．磺胺嘧啶银治疗大面积烧伤致急性白细胞减少症

三例 [J]. 中国实用外科杂志, 1985 (5): 252.

[139] 何世超, Jeyakkumar P, Rao AS, 等. 磺胺类药物化学研究新进展 [J]. 中国科学: 化学, 2016, 46 (9): 823.

[140] 李士民. 磺胺嘧啶银创面外用致严重过敏反应一例报告 [J]. 中国烧伤创疡杂志, 2003, 15 (3): 232.

[141] 郝震锋, 杨蓉娅, 敖俊红, 等. 柳氮磺吡啶致大疱性表皮松解型药疹 1 例 [J]. 中国麻风皮肤病杂志, 2007, 23 (7): 633.

[142] 尹向辉, 欧阳静, 邹冬良, 等. 柳氮磺吡啶致严重不良反应 1 例 [J]. 中外女性健康研究, 2016 (9): 186.

[143] 王维, 汲泓. 柳氮磺吡啶致严重皮肤黏膜损害 [J]. 药物不良反应杂志, 2006, 8 (2): 136.

[144] 时彩燕, 李晨. 口服柳氮磺吡啶致药物性肝炎 1 例报告 [J]. 山东医药, 2003, 43 (34): 27.

[145] 冒丹丹, 陈信豪, 李厚敏, 等. 柳氮磺吡啶致伴嗜酸粒细胞增多及系统症状的药疹一例并文献复习 [J]. 实用皮肤病学杂志, 2017, 10 (1): 15 – 18.

[146] 钟涝江, 袁锦坤, 陈剑洪, 等. 柳氮磺吡啶所致精神障碍 1 例 [J]. 临床精神医学杂志, 2007, 17 (4): 266.

[147] 王振岐. 柳氮磺吡啶引起粒细胞缺乏症 [J]. 世界临床药物, 1986 (2): 125.

[148] 杨莉宁. 硝基咪唑类有机药物及其配合物的合成、表征和生物活性研究 [D]. 西安: 西北大学, 2012.

[149] 傅国, 李宁毅. 硝基呋喃类和硝基咪唑类药物的研究进展 [J]. 青岛大学医学院学报, 2003, 39 (4): 486 – 488.

[150] 文月, 孟繁茂. 硝基咪唑类抗菌药物的临床应用与合理用药 [J]. 中国药业, 1998 (1): 46 – 47.

[151] 周世良, 秦贞英, 周世翠, 等. 静脉滴注甲硝唑致急性肺水肿死亡 1 例 [J]. 中国医院药学杂志, 1998, 18 (11): 524.

[152] 黄红星, 雷招宝. 甲硝唑致肌张力障碍 5 例 [J]. 中国药物警戒, 2007, 4 (1): 44 – 45.

[153] 侯华果, 钱玮. 甲硝唑致老年性尿潴留 2 例 [J]. 中国医刊, 1998, 33 (1): 41.

[154] 丁兆云, 盛春香. 甲硝唑致溶血性贫血 3 例 [J]. 中国医刊, 1998 (11): 47 – 48.

[155] 闫长福. 甲硝唑致哮喘样发作 1 例 [J]. 中国医院药学杂志,

1998, 18 (1): 45.

[156] 何谦, 张诚华, 董少良, 等. 甲硝唑致严重精神症状 1 例 [J]. 临床军医杂志, 2004, 32 (1): 122.

[157] 顾国岳, 李振华. 甲硝唑致严重锥体外系反应 1 例 [J]. 中国药物应用与监测, 2005, 2 (3): 61.

[158] 刘文超. 静滴甲硝唑致口腔溃疡 2 例 [J]. 新医学, 1998, 29 (2): 77.

[159] 马先槎, 茅尧生, 黄卫东. 口服甲硝唑致出血性膀胱炎 2 例 [J]. 新医学, 1992 (10): 529.

[160] 农彩艳, 陈立. 塞克硝唑分散片致精神障碍 1 例报告 [J]. 右江民族医学院学报, 2009, 31 (2): 184.

[161] 张岩, 姚荧. 奥硝唑致癫痫样发作 1 例 [J]. 中国药物警戒, 2009, 6 (5): 312 - 313.

[162] 严秋芳. 奥硝唑致癔症发作 1 例 [J]. 医药导报, 2011, 30 (4): 546.

[163] 张凤媛. 1 例奥硝唑致过敏反应的报告 [J]. 当代医药论丛, 2012, 10 (6): 727.

[164] 张新慧. 奥硝唑致肝损害 1 例 [J]. 药学研究, 2012, 31 (3): 184.

[165] 雷蓉, 刘长碧, 王万琼. 口服替硝唑致过敏性休克 1 例 [J]. 川北医学院学报, 2001, 16 (2): 104.

[166] 李文华, 耿涛. 静脉滴注替硝唑致癫痫 1 例 [J]. 泰山医学院学报, 2001, 22 (3): 186.

[167] 孙维平, 孙东. 手术中应用替硝唑致急性肺水肿 1 例报告 [J]. 药物流行病学杂志, 2001, 10 (2): 101.

[168] 楼建国. 替硝唑致血压升高 2 例 [J]. 浙江医学, 1997 (3): 147.

[169] 刘晓梅, 黄永可, 刘海燕. 替硝唑致双下肢软瘫 [J]. 药物不良反应杂志, 2002, 4 (6): 409 - 410.

[170] 汤凤英. 替硝唑致全身皮疹 1 例 [J]. 中国现代应用药学, 1997 (4): 60.

[171] 巢勤华, 张云峰. 替硝唑致片状出血 1 例 [J]. 药物流行病学杂志, 2001, 10 (3): 164 - 165.

[172] 毕学玲, 周秋丽. 呋喃妥因致多发性神经炎 1 例 [J]. 中国乡村医药, 2010, 17 (9): 46.

[173] 殷咸萍. 呋喃妥因致过敏反应 1 例 [J]. 西北药学杂志, 2000, 15

(6): 287.

[174] 高健. 呋喃妥因致过敏性肺泡炎 1 例 [J]. 医学理论与实践, 2010, 23 (1): 26.

[175] 孙建初. 呋喃妥因致急性视神经炎 [J]. 中国实用眼科杂志, 1988 (1): 50.

[176] 张君华. 口服呋喃妥因致面神经麻痹一例 [J]. 解放军医药杂志, 2005, 17 (5): 351.

[177] 李世林. 呋喃唑酮致高血压危象二例 [J]. 临床误诊误治, 2000, 13 (5): 391.

[178] 贺铁钢, 申育琳, 王晖. 口服呋喃唑酮后饮酒致严重双硫仑样反应一例 [J]. 临床误诊误治, 2015 (3): 113-114.

[179] 郭丽娟, 麦校. 呋喃唑酮致双眼上直肌痉挛 1 例 [J]. 中国实用眼科杂志, 1993 (1): 10.

[180] 贾丹, 齐晓涟. 呋喃唑酮致周围神经炎 [J]. 药物不良反应杂志, 2004, 6 (3): 207.

[181] 吴国民. 呋喃西林致药疹一例 [J]. 中国现代应用药学, 1987 (6): 27.

[182] 曹田. 呋喃西林长期冲洗膀胱致尿潴留 1 例 [J]. 中国新药与临床杂志, 1991 (2): 91.

[183] 栗志远, 王新红. 呋喃西林溶液致肝功能异常 1 例 [J]. 中国医院药学杂志, 2009, 29 (9): 780.

[184] Ali BH. Pharmacological, Therapeutic and Toxicological Properties of Furazolidone: Some Recent Research [J]. Veterinary Research Communications, 1999, 23 (6): 343.

[185] Smith CL, Brown I, Torraca BM. Acetylator status and tolerance of high-dose trimethoprim-sulfamethoxazole therapy among patients infected with human immunodeficiency virus [J]. Clinical Infectious Diseases, 1997, 25 (6): 1477-1478.

[186] Cristofoli D, Ditillo A, Liguori M, Sicilia M, Steccolini I. Effectiveness and tolerance of norfloxacin compared with trimethoprim-sulfamethoxazole in the treatment of uncomplicated urinary tract infections [J]. Revista De Medicina De La Universidad De Navarra, 1988, 32 (3): 135.

[187] Dinya Z, Toth-Martinez B, Rohlitz S. Quantum-chemical studies of compounds with pharmacological action. I. Quantum-pharmacological

analysis of trimethoprim and its analogs [J]. Acta Pharmaceutica Hungarica, 1976, 46 (1): 1.

[188] Valente P, Axelrod JL. Acute leukopenia associated with silver sulfadiazine therapy [J]. Journal of Trauma, 1978, 18 (2): 146 – 147.

[189] Zhou CH, Gan LL, Zhang YY, Zhang FF, Wang GZ, Jin L, et al. Review on supermolecules as chemical drugs [J]. 中国科学：化学, 2009, 52 (4): 415 – 458.

[190] Zhou CH, Zhang YY, Yan CY, Wan K, Gan LL, Shi Y. Recent researches in metal supramolecular complexes as anticancer agents [J]. Anti – Cancer Agents in Medicinal Chemistry, 2010, 10 (5): 371 – 395.

[191] Klemola E. Sulfa drugs [J]. Suomen Laakarilehti Finlands Lakartidning, 1962, (17): 195.

[192] Hua WU, Sheng Li Li, Hou BZ, Chen H, Gong Zheng HU. Advance in Medicines to Combat Riemerella anatipestifer in Duck [J]. Progress in Veterinary Medicine, 2007.

[193] Henry D, Ellison W, Sullivan J, Mansfield DL, Magner DJ, Dorr MB, et al. Treatment of Community – Acquired Acute Uncomplicated Urinary Tract Infection with Sparfloxacin versus Ofloxacin [J]. Antimicrobial Agents & Chemotherapy, 1998, 42 (9): 2262 – 2266.

[194] Halliwell RF, Davey PG, Lambert JJ. Antagonism of GABAA receptors by 4 – quinolones [J]. Journal of Antimicrobial Chemotherapy, 1993, 31 (4) 457 – 462.

[195] Champoux JJ. DNA topoisomerases: structure, function, and mechanism [J]. Rev. Biochem, 2001, 70 (1): 369 – 413.

[196] Gadelle D, Filee J, Buhler C, Forterre P. Phylogenomics of type II DNA topoisomerases Bioessays News & Reviews in Molecular Cellular & Developmental Biology [J]. 2003, 25 (3): 232.

[197] Champoux JJ. DNA topoisomerases: structure, function, and mechanism [J]. Annual Review of Biochemistry, 2001, 70 (70): 369.

[198] Schoeffler AJ, Berger JM. Recent advances in understanding structure – function relationships in the type II topoisomerase mechanism [J]. Biochemical Society Transactions, 2005, 3 (6): 1465.

[199] Levine C, Hiasa H, rians KJ. DNA gyrase and topoisomerase IV: biochemical activities, physiological roles during chromosome replication, and drug sensitivities [J]. Biochimica et Biophysica Acta, 1998,

1400 (1): 29 –43.

[200] Cole ST, Brosch R, Parkhill J, Garnier T, Churcher C, Harris D, et al. Deciphering the biology of Mycobacterium tuberculosis from the complete genome sequence [J]. Nature, 1998, 93 (6685): 537 –544.

[201] Aubry A, Fisher LM, Jarlier V, Cambau E. First functional character-ization of a singly expressed bacterial type II topoisomerase: the enzyme from Mycobacterium tuberculosis [J], Biochemical & Biophysical Re-search Communications, 2006, 48 (1): 158 – 165.

[202] Lesher GY, Froelich EJ, Gruett MD, Bailey JH, Brundage RP. 1, 8 – Naphthyridine Derivatives. A New Class of Chemotherapeutic Agents [J]. Journal of medicinal and pharmaceutical chemistry, 1962, 91: 1063 – 1065.

[203] Shimizu M. Purification and Characterization of Phytase from Bacillus su-htilis N – 77: Mineralogical Society [J]. 1975, 44 – 53.

[204] Tabak F, Ozaras R, Erzin Y, Celik AF, Ozbay G, Senturk H. Ornidazole – induced liver damage: report of three cases and review of the literature [J]. Liver International, 2003, 23 (5): 351 –354.